无极针法

——《内经》针刺治神临床三十年

李长俊　编著

中国中医药出版社
·北　京·

图书在版编目（CIP）数据

无极针法：《内经》针刺治神临床三十年 / 李长俊编著 . — 北京：中国中医药出版社，2017.6

ISBN 978 – 7 – 5132 – 4178 – 6

Ⅰ . 无　Ⅱ . ①李…　Ⅲ . ①针刺疗法　②《内经》—研究

Ⅳ . ① R245.3　② R221.09

中国版本图书馆 CIP 数据核字（2017）第 096587 号

中国中医药出版社出版

北京市朝阳区北三环东路 28 号易亨大厦 16 层

邮政编码　100013

传真　010 64405750

廊坊市三友印务装订有限公司印刷

各地新华书店经销

开本 710 × 1000　1/16　印张 15　字数 187 千字

2017 年 6 月第 1 版　2017 年 6 月第 1 次印刷

书号　ISBN 978 – 7 – 5132 – 4178 – 6

定价　38.00 元

网址　www.cptcm.com

如有印装质量问题请与本社出版部调换

社长热线　010 64405720

购书热线　010 64065415　010 64065413

微信服务号　zgzyycbs

书店网址　csln.net/qksd/

官方微博　http：//e.weibo.com/cptcm

淘宝天猫网址　http：//zgzyycbs.tmall.com

作者简介

李长俊，男，字腾龙，号莲中子，1962年出生于甘肃榆中。1987年毕业于甘肃中医学院，毕业后留本校针灸系任教，拜“真气运行法”创编人李少波主任医师和中医、藏医专家马相群先生为师，从事中医针灸的教学与研究。后自开医馆从事中医经典的临床应用研究，并参研易、道、佛传统文化数十年，秉承以佛修心、以道修身、以医治病利天下的理念，以佛心道骨医体为人生追求之最高境界，创立了“飞龙针法”，善用针药结合传统文化身心同调，治疗疾病。

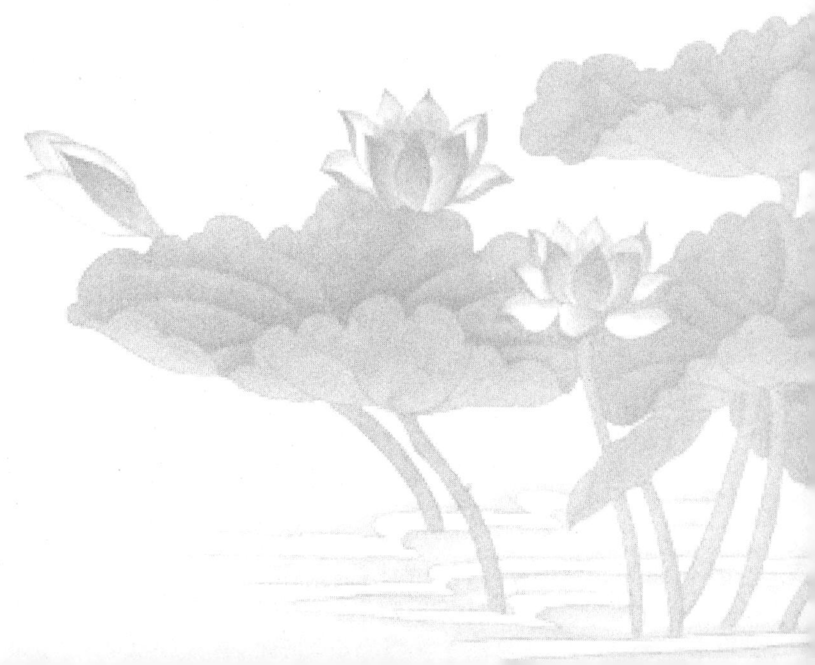

再版序言

夫针之为道，阴阳气血，经络俞府，参和天地，玄冥幽微，小之则无内，大之则无外，深不可为下，高不可为盖，圣而神也！针之为术，存乎心手，全真导气，提插捻转，守神守形，随气用巧，燮调三才，纵横俾阖，人针合一，形若伏虎，势如擒龙，凉透碧落，热烧青锋，方以智也！

《诗》曰："周虽旧邦，其命惟新。"方诸针灸，理法尤然。《灸经》肇始，《灵枢》垂典，《甲乙》标格。甄权修《明堂图》，孙思邈从而和之；滑伯仁撰《十四经发挥》，厘定奇经八脉；王惟一以传心岂如会目，著辞不若案形，著《铜人腧穴针灸图经》；杨济时撰《针灸大成》，参合指归，汇同考异，论道手法，颇多心悟；廖润鸿有《针灸集成》，汇纂诸家；清末民初，针灸"究非奉君之所宜"，饱受非难。新中国成立后，针道逢春，拨云见日，华叶递荣，日新其用，厚其渊海，针道术之新命霈泽，实可期矣！

吾大学同窗挚友李氏长俊，出生于甘肃榆中医学世家，祖德清明，家风清正，五岁习武，日夜不辍，药性汤头，早有记忆。1982 年考入甘肃中医学院，勤勉含章，刻苦钻研，勤求古训，博采众方，毕业后留校任教，为真气运行法大师李少波先生入室弟子，践行"恬淡虚无，真气从之"。及后去深圳、天水开设医馆，合而察之，切而验之，悟而省之，见而得之，普救生灵，屡起沉疴，拯黎元于仁寿，济羸劣以获安，《易》曰:“后以裁成天地之道，辅相天地之宜，以左右民。”此之谓也！长俊兄“晬然貌也，癯然身也，津津然谭议也”，儒释道合一，医武合一，早年即有《无极针法》一书问世，今又有所发展，创立“飞龙针法”“五气朝元针法”等，同道可研读之，深究之，明辨之，笃行之。

夫针道玄奥，学之所始，工之所止也；针术精妙，在心易了，指下难明。若能寻是书所论，留心研究，如切如磋，如琢如磨，究其微赜，仰可醒神开窍矣！

是为序。

郭　义

2017年4月12日于天津

再版前言

笔者自悟得《内经》针刺治神法，应用于临床已近三十载，越来越被先圣们的智慧所折服，越来越不敢将先圣们的神技私藏，传播经典医学的使命也越来越强烈。正是强烈的使命感促使我将《无极针法》升级再版，将几十年学习应用经典理论的心得体会和盘托出，让《内经》针刺最高心法得以相传，与天下同仁交流完善，让中华神技——针灸技术重现神采，造福人类。

《内经》原文中的针刺治神，多用“神”“机”“空”“微”等词描述，笔者体会确实如此。“道可道，非常道。”针刺治神出现的反应和效果，实在不能说，不敢说，说出来容易被误解和曲解，甚至被攻击。比如，无极针法特色针法——飞龙针法，用针法完成任督周天循环，说出来容易被针灸医生怀疑或否定，也容易被一部分受武侠小说影响的人曲解。但这是古代先圣们的智慧，又不得不说。其实，这是针刺治神过程中的气化反应而已，几千年前掌握在极少数道家修炼者手中。既没有像武侠小说描述的那般神奇，也不能包治百病。但确实能颠覆人们对针刺效果的认识。若应用恰当，对于有些疾病确实可以达到《内经》所描述的“效之信，若微风吹云，明乎见于苍天”的效果。相当多的人使用无极针法针刺后，可以丹田发热，若后期自我养生练习中医内养功，可最大程度地调动人体自愈力和康复力。使得针灸与养生完美结合，这也是《内经》中提倡的最主要的治疗手段，与当代人推崇的“绿色疗法”理念相契合。

《灵枢·本神》云：“凡刺之法，先必本于神。”针刺之变化微妙，存于心，一个念头，手下针尖的力度和方向稍一变化，便可使患者发生气机的变化。尽管笔者极力想把治神方法表述出来，但必要的面提口授也很重要。当然，任何技术的掌握尚有一个实践和感悟的过程。总之，此次再版《无极针法》，笔者试图从理论本源到具体实践尽量翔实地表述清楚《内经》针刺治神法，完善无极针法原有的选穴体系，以开放包容的姿态，用《内经》理论感悟当前流行的各家针法，学习无极限，技术无极限。

《灵枢·外揣》记载：“夫九针者，小之则无内，大之则无外，深不可为下，高不可为盖，恍惚无穷，流溢无极，余知其合于天道、人事、四时之变也，然余愿杂之毫毛，浑束为一，可乎？”无极者，言针灸治病合天道四时之变化，高深莫测。在古代哲学中，无极生太极，太极生阴阳，阴阳生四象八卦，无极正是混沌虚无的宇宙本始。《素问·上古天真论》言：“恬淡虚无，真气从之。”《灵枢·上膈》曰：“恬淡无为，乃能行气。”“恬淡虚无”或“恬淡无为”的意识状态，即针刺治神的最高境界，喻之“无极”，以此感应启动的真气为“太极”，真气动静运行任、督及十二经脉，调节人体阴阳动态平衡，达到祛病延年的目的。

李长俊

写于丁酉年仲春

再版说明

《无极针法》已经出版二十三个年头了，经受住了时间的考验，受到越来越多业内人士的关注和认可。整本书的学术思想对于现行的中医针灸理论仍有着正本清源的意义，对于针灸临床也有着很大的提升作用，这种意义和作用可能会影响深远。

经过二十多年的沉淀，笔者积累了丰富的临床经验，在业界朋友的呼吁下，决心将此书重新修订再版，为中医尽一份绵薄之力。

此次再版，一是丰富了《无极针法》原有的重要理论，这部分理论有些被教科书错解，有些被历史遗忘，致使针灸的灵魂丢失。希望读者能够参照《黄帝内经》，辨明真伪，验之临床，证其虚实，还原中医经典的神采。二是临床部分，将笔者三十年临床之经验与感悟，以及多年来学习国内、外各家针法的心得和盘托出，供业界同仁选用。

无极针法的中心内容是《黄帝内经》中的针刺治神思想的具体应用，它的最大特点就是针刺治病与养生的完美结合。相当多的患者通过无极针法治疗后，能达到丹田元气充沛，丹田发热或丹田饱满。那么按照“真气运行法”第三步功法——调息凝神守丹田，便可进一步治病养生，却病延年。

特别感谢台湾王昭章先生的针灸理论和经验对本书的启示。

此次再版，弟子甘肃中医药大学雒成林教授，甘肃中医药大学学生朱华，天津中医药大学博士生张静莎，北京中医药大学毕业生张云龙，在编纂校勘中做了大量的工作，弟子段建平、金延虎台前幕后给予大力支持。感谢他们为振兴中医药所做出的努力！感谢天津博寿堂中医医院对本次校勘工作的大力支持！

李长俊

丁酉年二月初二

原版序言

治针之道，贵在治神。盖人体生命活动依赖于神驭气，气成精，精育神，神制动，动复静，静生气的先天生理机制，以及后天精化气，气化神，神归静，静生动，动摄精等后天补充过程，以达生生不息而尽天年。

由于人们生活在物质世界中，多为物欲所累，内伤外感，致使神疲、气虚、精耗而早衰，脏腑失调，经络滞塞，疾病孳生。故须凝神调息培养真气，贯通经脉发挥潜能而为治。

老子曰:“一人之身，一国之象，神犹君也，气犹民也，能治其身亦如明君能理国焉。”《内经》说:“心者，君主之官也，神明出焉。”在讲到刺针时则曰:“凡刺之真，必先治神。”道教宗师丘处机曰:“昔日逢师传口诀，只叫凝神入气穴。”又说:“神返身中气自回……”古人把精、气、神称为人身“三宝”。精是人体生命活动的物质基础，气是物质活动的功能，神是功能活动的集中表现，反过来神又对人体生理活动起着调节制约的作用。以上都说明神在人体生理活动中的主导作用。因此，在针刺技术中，治神的作用就显得特别重要。

治神之义有二：一为医者，一为患者。医者治神，是要修炼自己，使身心健康，神足气壮。在诊断过程中，患者已接受了良好影响，施术时以目治神，能使患者神凝而不乱思，神随针入，病无不效，斯为上工；患者被术后，示以凝神调息，注意针所，则真气活跃，经脉畅通，祛病神速，故有益寿之功。

《内经》对治神之法早有明示，后世之人不谙洗心涤虑，苦炼精研，治针技术，仅得其末，其于治疗，收效甚微。甘肃中医学院青年教师李长俊，得岐黄治神之真谛，撰写《无极针法》一书，阐发《素》《难》之玄妙，可谓捷足先行，因之为序。

李少波

1991年3月17日

原版前言

《素问·宝命全形论》中说:“故针有悬布天下者五，黔首共余食，莫知之也。一曰治神，二曰知养身，三曰知毒药为真，四曰制砭石小大，五曰知腑脏血气之诊。五法俱立，各有所先。”“凡刺之真，必先治神，五脏已定，九候已备，后乃存针。”这就是说，曾作为我国古代人民主要医疗手段的针刺疗法是由治神、养生术、药物学、针具制作技术、诊断学等五种技术所组成，而“治神”则居于首位，并且是针刺治疗的关键。

针灸学发展到今天，已从诊断、经络腧穴、刺法、针具制作技术乃至临床应用形成了完整的知识体系，大大发展了《内经》中原有的针刺内容。而唯独《内经》中针灸学的精华——针刺治神法未能得到推广、运用和发展。虽说历代医家及当今医学界也常有关于中医“神”的论述，但总使人读起来感到理论空泛，无法与临床实践相结合。

笔者曾在学习《内经》的时候，特别留心于“神”的内容，发现《内经》思想体系中，“神”是至关重要的理论，如“得神者昌，失神者亡”“神去之而病不愈也”“心者，君主之官，神明出焉”等。可仍然觉得这些理论太虚玄，无法用于临床。自从追随李少波主任医师学习“真气运行法”后，笔者逐渐领悟到《内经》中如“恬淡虚无，真气从之”等理论的实质内容和临床价值，并对《内经》“治神”的理论有了更深入的认识。后来，笔者又广泛涉猎学习了当今许多内功功法和古今中医养生学内容，更进一步认识了“治神”的重要性，并掌握了许多具体的临床治神方法，将其与针刺相结合运用于临床实践，取得了很好的医疗效果。

本书的重点在于从理论、最佳取穴、针灸医生修持功法、针刺治神手法、治神反应及临床治疗等方面系统介绍针刺治神的内容。笔者体会到“治神”的最高境界为使神入静，进入“恬淡虚无”的精神状态，这是调动真气治病的最佳状态之一。因古人把这种“虚无”的精神状态称为“无极”，在此状态下激发出的真气称为“太极”，真气的相对静止和运动形式称为“阴”与“阳”。所以本书取名“无极针法”，包含着无极生太极，太极生阴阳，阴阳互化调节机体，以体现治病延年的含义。

失神者亡，得神者昌，岐黄针法，贵在治神。

李长俊

1991 年 1 月于天水

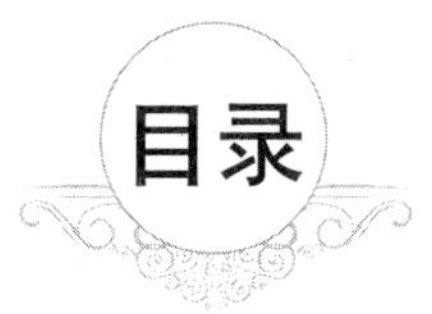

目录

第一章 无极针法的产生及理论渊源

《黄帝内经》(以下简称《内经》)，是中国最早的典籍之一，也是中国传统医学四大经典之首。全书分《素问》《灵枢》两部，运用整体观的思维，系统阐述了阴阳五行、藏象经络、病因病机、诊法治则、预防养生和运气学说等。其中最主要的治疗手段，最能体现《内经》精神的当属针刺疗法，而无极针法正是在《内经》治神思想指导下产生的。

《灵枢·外揣》记载："夫九针者，小之则无内，大之则无外，深不可为下，高不可为盖，恍惚无穷，流溢无极，余知其合于天道人事四时之变也，然余愿杂之毫毛，浑束为一，可乎？"意即针灸治病合天道四时之变化，高深莫测。《素问·上古天真论》言："恬淡虚无，真气从之。"即针灸的最高境界为治神，治神的最高境界为恬淡虚无，而恬淡虚无即古代哲学之无极。无极针法的内涵即无极生太极，太极生两仪，两仪即阴阳。笔者体会到"治神"的最高境界为使神入静，进入"恬淡虚无"的精神状态，这是调动真气治病的最佳状态之一。因古人把这种"虚无"的精神状态称为"无极"，在此状态下激发出的真气称为"太极"，真气的相对静止和运动形式称为阴与阳。所以本书取名"无极针法"，包含着无极生太极，太极生阴阳，阴阳互化调节机体，以体现治病延年的含义。

无极针法正是起源于《内经》，以古代河图洛书、易学理论、阴阳五行学说为指导，继承李少波先生真气运行法，结合气化学说和经脉丹田理论，研究藏象、经络的气机升降出入，经过笔者多年临床实践所形成的一种以治神思想为主导的特色针法。

第一节 《内经》的治神思想

《内经》博大精深，内容古奥。笔者认为其在思想上和内容上是一部以“治神”为核心的“针经”专著。

《内经》分为上、下两部，上部《素问》共八十一篇，下部《灵枢》亦八十一篇，总共一百六十二篇。其中关于药物的只有“汤液醪醴”一篇，全篇只提到药物治病而没有一项药名，该文论述的重点在“神不使”的病因；其他篇幅中虽然提到了简易十三方，但只有少数几项具体点出了药名。然而在《素问》一部中以“针刺”命名的篇章就有十一篇，除了基础理论外，所有疾病基本都是用针刺来治疗的；在《灵枢》一部中，有关中医基本理论的论述有二十七篇，其余五十四篇都强调用针刺治疗，并自命题为“针经”。

《灵枢·外揣》记载：“夫九针者，小之则无内，大之则无外，深不可为下，高不可为盖，恍惚无穷，流溢无极，余知其合于天道人事四时之变也……”足见针法之博大精深，妙用无穷。而《素问·宝命全形论》中也提到：“今末世之刺也，虚者实之，满者泄之，此皆众工所共知也。”

在《素问·宝命全形论》中还明确提出针刺境界的高低：“故针有悬布天下者五，黔首共余食，莫知之也。一曰治神，二曰知养身，三曰知毒药为真，四曰制砭石小大，五曰知腑脏血气之诊。五法俱立，各有所先。”明确将“治神”放在养生和药物治疗之前。“凡刺之真，必先治神。”《灵枢·刺节真邪》也说：“此刺之大约，针之极也，神明之类也，口说书卷，犹不能及也。”

其他关于“治神”的记载也有很多，如:《灵枢·本神》载:“凡刺之真，必先本于神。”《灵枢·官能》曰:“用针之要，无忘其神。”《素问·刺法论》曰:“刺法有全神养真之旨……”《灵枢·根节》篇有“必一其神，志令在针”等记载，可见治神为针刺治疗的首要要务。

在《灵枢》开篇“九针十二原”中，提出了尽量不要使用毒药（药物）和砭石，而用微针调气治病的重要性:“小针之要，易陈而难入。粗守形，上守神。神乎，神客在门。未睹其疾，恶知其原？刺之微，在速迟，粗守关，上守机，机之动，不离其空。空中之机，清静而微。其来不可逢，其往不可追。知机之道者，不可挂以发。不知机道，扣之不发。知其往来，要与之期。粗之暗乎，妙哉，工独有之。往者为逆，来者为顺，明知逆顺，正行无问。逆而夺之，恶得无虚？追而济之，恶得无实？迎之随之，以意和之，针道毕矣。”

“粗守形，上守神”，治神的最高境界就是“上守机，机之动，不离其空”，即是《素问·上古天真论》中“恬淡虚无”及《素问·举痛论》中“恬淡无为，乃能行气”所描述的境界。

总之，治神思想在《内经》中随处可见，而无极针法的核心就是针刺治神法。

第二节 《内经》气化学说

气化学说是在古代“气”的哲学理论基础上，用来研究人体气的生成、分类、转化以及运动形式的学说。它的内容主要包含在中医典籍《内经》及道家内丹术理论中。

《素问·六微旨大论》中说："出入废则神机化灭，升降息则气立孤危。故非出入，则无以生长壮老已；非升降，则无以生长化收藏。"又《素问·五常政大论》中说："根于中者，命曰神机，神去则机息；根于外者，命曰气立，气止则化绝。"根于中者，即根于先天精气神，藏于肾，出脐下胞中，运行于奇经八脉中，推动调节十二经脉中营卫之气的运行。根于外者，即根于后天鼻吸的天之六气，口入的地之五味，化生的宗气、营气、卫气，运行于十四经脉中。《内经》一百六十二篇都是以此而展开的。

故《内经》气化学说就是研究先天精气神和后天宗气、营气、卫气运行方式的学问。

一、形、气、神统一观

（一）形与神——生命存在的形式

治病养生的目的就是祛病延年，然而生命就是躯体和精神，即形与神的统一。一旦躯体和精神分离，活的生命体就成了一具死尸，生命的意义也就此完结。因此，治病养生的方法就是维持形和神——躯体和精神的统一。所以说形与神是生命存在的形式。《内经》有云："形与神俱，而尽终其天年，度百岁乃去。"这就是说，形与神都存在，生命就存在，形与神分离则死亡。人无论如何养生锻炼，也只能活到大自然赋予的寿命，即"天年"，不可能长生不死。人的"天年"为一百岁左右。

（二）形、气、神的辩证关系

古人认为物质世界是由气构成，气充斥整个“太虚”，即宇宙之中。一切物体，包括大地星辰，都是通过气化作用生成的。《内经》曰：“气合而有形”。在这个理论下，认为人的形体亦由气聚而成。比如《素问·宝命全形论》中指出“人生于地，悬命于天，命之曰人”，又说“人以天地之气生”等。

神的生成来源于气。《灵枢·本神》云：“五味入口，藏于肠胃，味有所藏，以养五气，气和而生，津液相成，精乃自生。”《灵枢·平人绝谷》又云：“故神者，水谷之神气也。”

形、气、神的统一，是健康长寿的基本条件。荀况曾说：“形具而神生。好、恶、喜、怒、哀、乐藏焉。”（《无问》）又《素问·六微旨大论》云：“无形无患。”《素问·举痛论》曰：“百病生于气也，怒则气上，喜则气缓，悲则气消，恐则气下……惊则气乱，思则气结。”这就是说，人之所以有病，是由于气的逆乱，神的失常，形、气、神关系失调而成。又《灵枢·根结》中提到：“用针之要，在于知调阴与阳。调阴与阳，精气乃光，合形于气，使神内藏。”《灵枢·寿夭刚柔》有云：“形气相任则寿，不相任则夭。”这就是说，用针治病的关键，在于调和阴阳，使形气相合，使神内藏，从而形、气、神统一，达到祛病延年的目的。

综上所述，气是形与神的来源，气通过自身的生化与运动，将形与神统一于生命体。健康长寿的基本条件，治病养生的目的，就在于通过各种手段促使形、气、神的协调统一。

二、人体气的分类及化生

气是构成形与神的基本物质，对形、神的统一又直接起着联络作用。中医理论中人体的内气分为元气（真气）、宗气、营气、卫气四大类。它们之间无论从生成、功能及运行上，都是相互联系又相互区别的。

人体的内气，不管有多少种，从来源上看总有三个方面：①禀受父母的先天精气；②饮食中的水谷精气；③存在于自然界的清气。

（一）先天精气的化生过程

《内经》云："两精相搏，谓之神。"即男女的两精相遇，就发生一定的交互作用，新的生命活动——神就生成了。这两精作用，产生神的动力即元气。从此，开始十月孕育。母体五脏之精，藏于肾，下入胞中，不断培育这新的生命体，使这生命体的元精、元气、元神不断旺盛。母体中营气所化之精血凝聚成胚胎，这样"阳化气，阴成形"，十月胎全而生。初生儿生命的动力为元气，纯真无为的精神活动为元神。在这个生化孕育过程中，元气布于五脏，聚藏于肾，元神藏于心脑，成为生命活动的动力和核心，靠后天水谷中的精气不断充实补养。

（二）后天水谷的化生过程

因水谷之气是人出生以后食入五味所化生，所以称为后天。后天水谷的化生过程，就是机体内部五脏六腑在元气的推动下，将水谷之气化生为后天元气、宗气、卫气、营血津液，进行形神的生成、糟粕的排出过程。

《灵枢・五味》曰："谷始入于胃，其精微者，先出于胃之两焦，以溉五脏，别出两行营卫之道。其大气之抟而不行者，积于胸中，命曰气海。”这就是说，食物入胃，经胃腐熟，脾之运化，肺之宣发，水谷五味精微之气，出于中焦达上焦，如雾露之状。然后，五味之精气先灌溉五脏，而后生成营气、卫气、宗气。

《灵枢·五味》又云：“五味各走其所喜，谷味酸，先走肝；谷味苦，先走心；谷味甘，先走脾；谷味辛，先走肺；谷味咸，先走肾。谷气津液已行，营卫大通，乃化糟粕，以次传下。”这就是说，五味之精气灌溉五脏时，按五味五脏之所喜，各取所需。《素问·五脏别论》曰：“五脏者，藏精气而不泄。”五脏的藏精就是在这个过程中完成的。五脏藏精之后剩余的水谷之气，一部分化为卫气、宗气、营血津液，糟粕则通过六腑排泄而出。

水谷之气在上焦者，其精气藏于心肺以后，剩余部分与肺吸入的天之清气化为宗气，积于胸中。即“其大气之抟而不行者，积于胸中，命曰气海”。水谷之气在中焦者，其精气藏于脾后，剩余部分，化生为营气入于经隧，其余则蒸津液，上注肺脉化而为血，与营气并行。《灵枢·营卫生会》云：“中焦亦并胃中，出上焦之后，此所受气者，泌糟粕，蒸津液，化其精微。上注于肺脉，乃化而为血，以奉生身，莫贵于此，故独得行于经隧，命曰营气。”《灵枢·营卫生会》又云：“营出于中焦，卫出于下焦。”水谷之气在下焦者，肝肾藏精后，其余化为卫气，通过下焦肾藏的经脉而出入。昼日则外卫形骸，夜入则内卫五脏。《灵枢·卫气行》曰：“卫气之行，一日一夜五十周于身，昼日行于阳二十五周，夜行于阴二十五周，周于五脏。是故平旦阴尽，阳气出于目……阳尽于阴，阴受气矣。其始入于阴，常从足少阴注于肾，肾注于心，心注于肺，肺注于肝，肝注于脾，脾复注于肾，为一周。”

《素问·上古天真论》说：“肾者主水，受五脏六腑之精而藏之。”水谷之精微之气在五脏藏精后，五脏之精的一部分，又归藏于肾，在肾脏化为元气，补充先天之元气。

三、精、气、神三宝

精、气、神，古代养生家称为三宝，是生命的根本。如《玉皇心印经》上说："上药三品，神与气精。"《规中指南》中说："采药者，采身中之药物也，身中之药者，神炁精也。"虽然历代医学家重视精气理论，但是养生古籍所载的论述更为详备。特别是浩瀚的内丹术文献中，几乎没有一本不论述精、气、神的，所以《类经》注文说："精气神唯道家言之独详。"

（一）精、气、神的概念

1. 精

精是生命的遗传物质和维持生命存在的最小物质单位。在中医学理论中，"精"的含义包括广义的与狭义的。广义的精，泛指人体内一切精微物质，包括气血、津液和从饮食中摄取的营养物质；狭义的精，指生殖之精。在道家所说的精主要是生殖之精及包含生殖之精中的遗传物质。前者称后天之精，后者称先天之精。《石函记》说："元阳即元精，发生于玄玄之际。元精无形，寓元气之中，若受外感而动，与元气分判，则成凡精。"明·陈眉公在《宝颜堂秘笈·听心斋答客问》中说到："精在先天时，藏于五脏六腑，氤氲而未成形，后天之念一动则成为后天之精。"《内经》也云："五脏者，藏精气而不泄。"又说："肾者主水，受五脏六腑之精而藏之。"可见这里中医与道家关于精的含义略同。从医、道两家语述中可以看出，生命的遗传物质即元精，是无形的，来于五脏六腑，藏于肾，而生成生殖之精。无形的先天元精，即寓于有形的生殖之精中。古代养生家以此无形的元精为炼养基础，由此探讨生命的源泉，以为生命的元素在此。古人云："顺为人，逆为仙。”主要指此元精而言，认为男女交合则顺泄而生人。保养节制此元精不泄可使人身心健康，延年益寿。

2. 气

气是生命的动力和维持生命活动的基本物质。前者指先天之气，后者则指后天之气。先天之气即元气，后天之气指宗气、营气、卫气。《崔公入药镜》说：“先天气，后天气，得之者，常似醉。”元代丹师王道渊说：“神仙修炼只是采取先天一气以为丹母。后天气者，乃一呼一吸，一往一来内运之气也。呼则接天根，吸则接地根。吸则龙吟而云起，呼则虎啸而风生，绵绵若存，归于祖气，内外混合，结成还丹。”可见，道家的后天气实指呼吸之气。中医认为元气即为肾间动气，是生命的动力。道家亦主张在下丹田练精化气。

3. 神

神是指人的精神意识思维活动，是生命的外在表现，如果人的精神意识活动消失，也就表示生命完结。《内经》中的智、意、思、志、虑等思维活动，以及由此产生的喜、悲、忧、恐、怒等情志活动都属于神的范围。按照《内经》的理论，精神意识思维活动的相对安静，有利于身心健康。如《素问·上古天真论》中所说：“恬淡虚无，真气从之。精神内守，病安从来。”又《素问·灵兰秘典论》中说的“主明则下安”等。这些认识都是从养生实践中得来的。道家把人的意识思维活动，按动静而分为元神、识神。即动为识神，静为元神，元神又称先天之神，识神又称后天之神。如张伯端在《青华秘文》中说到：“心者神之舍。心者，众妙之理而宰万物也。性在乎是命在乎是。”又说：“盖心者君之位也，以无为临之，则其所以动者元神之性耳；以有为临之，则其所以动者为欲之性耳。”这就是恬静虚无的精神意识状态，亦即元神。而进行思维七情活动的精神意识状态，即欲神，所以欲神又叫思虑之神，又叫识神。

（二）精、气、神的转化及相互关系

1. 先后天精、气、神的关系

从气的生成及精、气、神的概念中就可以看出，后天精、气、神来源于先天，由先天精、气、神转化而来。先天之元精，心动情发，则转化为后天之凡精；先天之无神，因“心动念弛”则转化为后天之识神。先天元气推动五脏六腑将食入之水谷转化为后天宗气、营气、卫气。所以，虽然治病养生重视先天精、气、神，但是必须得从后天着手，所谓交感之精先要不泻，呼吸之气更要微微，思虑之神贵在安静。元精固，则交感之精自不泄漏；元气住，则呼吸之气自不出入；元神凝，则思虑之神自然泰定。正如《胎息经》中言：胎从伏气中结，气从有胎中息。气入身来谓之生，神去离形谓之死。知神气可以长生：固守虚无，以养神气；神行即气行，神住即气住；若欲长生，神气相注。心不动念，无来无去，不出不入，自然常住，勤而行之，是真道路。

2. 精、气、神的相互转化过程

先天精、气、神俱秉受于父母，自父母两精相遇，则元精化为元气，元气化为元神，元精、元气、元神都已寓于胚芽之中。自人出生后，元精、元气藏于肾，运行于五脏，元神藏于心脑，元精在肾化为元气，即《难经》所说“脐下肾间动气”。元精凝于交感之精中，则弛于外，男女之精交合，产生新的生命。元精资化元气上入心脑，则化为元神。古人说：“精生气，气养神，精旺气足则神活，精竭气枯则神灭。”反之，神又可生气，气又可生精。宋代丹师俞琰明确指出：“心虚则神凝，神凝则气聚，气聚则精生。”由此可见，精、气、神，一源而三歧，具有相互化生、相互转化的关系。古代的内丹术“练精化气，练气化神，练神还虚”正是在这个理论指导下创立的内丹修炼过程。

丹田学说中，有下丹田主精，中丹田主气，上丹田主神的说法。在具体的修炼中，主张炼精化气在下丹田，炼气化神在中丹田，炼神还虚在上丹田。可见上、中、下丹田是精、气、神转化的三个主要部位。

3. 元气的运行过程

元气的运行过程就是元气参与精、气、神的转化，推动五脏六腑进行生理活动的过程。元气由肾中元精化生，藏于胞中即下丹田，运行于五脏六腑、奇经八脉、十二经脉之中。

元气布于五脏，作为五脏活动的动力，并因所藏位置的不同而名之。在肝者名肝气；在心者名心气；在脾者名脾气；在肺者名肺气；在肾者名肾气。又随春、夏、秋、冬四季的不同，分散于五脏元气的多少也不等。如春季肝气偏盛；夏季心气偏盛；长夏脾气偏盛：秋季肺气偏盛；冬季肾气偏盛。元气在五脏循行的次序是由肾→肝→心→脾→肺→肾，如此循环不止。元气在经脉中的循行是从胞中下出会阴，先溢注于任、督、冲等奇经八脉，然后通过奇经八脉注入于十二经脉中，与十二经脉中的营卫之气并行而充溢周身。所以《内经》中说：“真气者，所受于天，与谷气并而充身者也。”其中，真气即是元气。

4. 元神是元气运行的动力

《灵枢·上膈》篇中说：“恬淡无为，乃能行气。”又《素问·上古天真论》说：“恬淡虚无，真气从之。”从前文神的概念可知，“恬淡无为”的精神状态，就是元神。在“恬淡虚无”的精神状态下，元气就会自然产生，并聚集，当达到一定量的时候，元气则自然运行于五脏六腑、奇经八脉、十二经脉之中，这道理如同湖泽与河流的关系一样。元神也就是通过对元气的生成和对元气运行的推动而实现对全身的调节统帅作用的。《素问·灵兰秘典论》云：“主明则下安……主不明则十二官危。”说的就是这个意思。

另一方面，古人认为“神行则气行”。所以除了静心凝神，促进元气的生成和运行外，还用许多方法以神引气，达到疏通经络的目的。但这种方法，若不明经络或使用不当，易犯“虚虚实实”之弊。

除此之外，呼吸也有助于气的升降，一般来说吸则入，呼则出，吸则升，呼则降。

（三）先天精、气、神的生理功能

1. 元气的生理功能

首先，元气对人体生长发育起着直接推动作用。人体的生、长、壮、老、已与元气的强弱相一致，元气旺盛则可以延缓衰老，元气散灭则死亡。其次，元气对五脏六腑各组织器官的生理活动及气、血、津液的生成、输布和排泄，均起着推动和激发作用。如果元气虚弱，则可使五脏六腑各组织器官的生理活动减弱，或使气血津液生成不足和运行迟缓，从而导致各种疾病的产生。最后，元气是十二经脉的根本。元气旺盛，则十二经脉经气充足，运行通畅，营卫和调；元气虚，则十二经脉的经气虚弱，运行不利，出现“精气弛坏，荣涩卫除”及“使道闭塞而不通，形乃大伤”等病理现象。

2. 元精的生理功能

元精由元气凝聚而成，寓于生殖之精中，最易随生殖之精而外流，从而耗损元气。人生于此，也死于此。对于新的生命来说，生源于此；对于过度耗精者来说，生命则死于此：如果房劳过度，则直接损及元精、元气，促使衰老病死。因此，固精惜精是古今养生家最重视的。内丹术中采小药，古代房中术，及现代各种固精养身方法，都以此为理论基础。在这里有一个问题必须辨明：有人认为，男子精液的主要成分是水，其余是蛋白质、糖分和盐类等，排泄了也对健康毫无影响。这种观点即使从“现代医学”角度而言也未必服人。中医治病养生对精的重视自不待言，就连西方医学也认为：“这种极其微小的精子携带着无数的遗传物质，主要由核质构成，这是人体中一种高度专化的宝贵物质。”并指出它直接或间接地参与和影响着全身各器官的机能和代谢。可见，房事中泄掉的不仅是后天之精，更重要的是包含于其中的先天之精。所以房事过度会直接损害健康。

3. 元神的生理功能

《素问·灵兰秘典论》中有云：“心者君主之官，神明出焉。”又云：“凡此十二官者，不得相失也。故主明则下安，以此养生则寿，殁世不殆，以为天下则大昌。主不明则十二官危，使道闭塞而不通，形乃大伤，以此养生则殃，以为天下者，其宗大危，戒之戒之！”

这段论述高度概括了元神对生命的统帅作用。“主明”就是明心的意思，也就是养生家所谓的“明心见性”。心藏元神为性，心为物扰动则不明。元神化为思虑之神，性则转而为喜、怒、悲、忧、惊、思、恐七情，而气机逆乱，形乃大伤。心静不动则明，心明则思虑之神泰定，元神存而见性。元神存则元气不散，元气不散则五脏安宁，奇经八脉、十二经脉通畅，四肢百骸形体不伤，所以“天下大昌”。

总之，无极针法是根植于《内经》治神思想和精气神理论而设置的具体的针刺治神方法。

四、营卫学说

营卫学说是中医理论的重要组成部分。为了说明针灸理论中元气的概念及十二经脉中经气的运行，有必要把营气、卫气的概念及其运行做一简要介绍。

（一）营气的概念

《素问·痹论》中说："营者，水谷之精气也，和调于五脏，洒陈于六腑，乃能入于脉也。故循脉上下，贯五脏，络六腑也。"又《灵枢·营卫生会》篇说："营出于中焦……"又说："中焦亦并胃中，出上焦之后，此所受气者，泌糟粕，蒸津液，化其精微，上注于肺脉，乃化而为血，以奉生身，莫贵于此。故独得行于经隧，命曰营气。"

从以上《内经》中的相关论述来看，营气主要来自脾胃运化的水谷精气，由水谷精气中的精华部分所化生，从中焦而出，入于经隧，具有营养机体和化生血液的功能。

（二）营气的运行

《灵枢·营气》中说："营气之道，内谷为宝，谷入于胃，乃传之肺，流溢于中，布散于外，精专者行于经隧，常营无已，终而复始，是谓天地之纪。故气从太阴出，注手阳明。上行至面，注足阳明，下行至跗上，注大指间，与太阴合，上行抵脾，从脾注心中。循手少阴，出腋，下臂，注小指，合手太阳。上行乘腋，出䪼内，注目内眦，上巅，下项，合足太阳。循脊下尻，下行注小指之端，循足心，注足少阴。上行注肾，从肾注心，外散于胸中，循心主脉，出腋下臂，出两筋之间，入掌中，出中指之端。还注小指次指之端，合手少阳。上行注膻中，散于三焦。从三焦，注胆，出胁，注足少阳。下行至跗上，复从跗注大指间，合足厥阴。上行至肝，从肝上注肺，上循喉咙，入颃颡之窍，究于畜门。其支别者，上额循巅，下项中，循脊入骶，是督脉也。络阴器，上过毛中，入脐中，上循腹里，入缺盆。下注肺中，复出太阴。此营气之所行也，逆顺之常也。"（图 1）

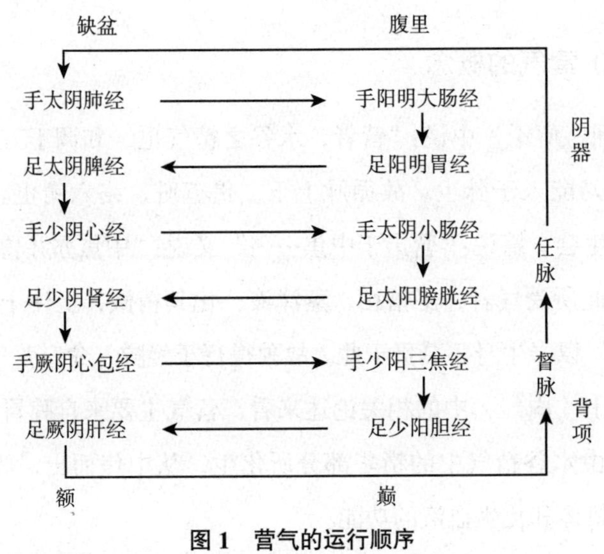

图 1　营气的运行顺序

现今教材中所说的经络运行顺序，其实是营气运行顺序。经络实为管道，不会自己运行，而是其中的经气运行。学者不可不察也。

（三）卫气的概念

《素问·痹论》："卫者，水谷之悍气也，其气慓疾滑利，不能入于脉也，故循皮肤之中，分肉之间，熏于肓膜，散于胸腹。"又《灵枢·本脏》说："卫气者，所以温分肉，充皮肤。肥腠理，司开阖也。"所以，卫气是由水谷之气化生的活动力强、流动迅速的水谷之精气。它的作用有三个方面：第一是护卫肌表，防御外邪侵入；第二是温煦皮肉筋骨及五脏六腑；第三是职司汗孔的开阖。

（四）卫气的运行

卫气的运行是循经脉而行于脉外，不受经脉的约束，白天则浮于外，布散于皮肉筋骨；夜则沉于内，熏蒸于五脏六腑肓膜之间。白天则与营气分离，夜则与营气相合。《灵枢·胀论》篇载："卫气之在身也，常然并脉，循分肉。”《灵枢·营卫生会》篇云：“卫气出于下焦。”《灵枢·卫气行》篇云：“故卫气之行，一日一夜五十周于身，昼日行于阳二十五周，夜行于阴二十五周，周于五脏。是故平旦阴尽，阳气出于目，目张则气上行于头，循项下足太阳，循背下至小趾之端。其散者，别于目锐眦，下手太阳，下至手小指之端外侧。其散者，别于目锐眦，下足少阳，注小趾次趾之间。其散者，循手少阳之分，下至小指次指之间。别者，以上至耳前，合于颔脉，注足阳明，以下行至跗上，入五指之间。其散者，从耳下下手阳明，入大指之间，入掌中。其至于足也，入足心，出内踝下，行阴分，复合于目，故为一周。”又说：“阳尽于阴，阴受气矣，其始入于阴，常从足少阴注于肾，肾注于心，心注于肺，肺注于肝，肝注于脾，脾复注于肾为周……亦如阳行之二十五周，而复合于目。”（图 2）

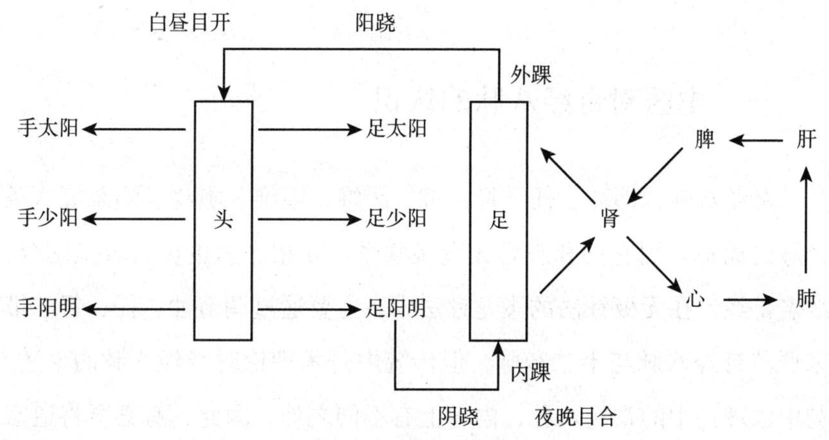

图 2　卫气的运行顺序

卫气的运行又与天之阴晴，月之盈亏有密切的关系。《素问·八正神明论》曰：“是故天温日明，则人血淖液而卫气浮，故血易泻，气易行；天寒日阴，则人血凝泣，而卫气沉。月始生，则血气始精，卫气始行；月郭满，则血气实，肌肉坚；月郭空，则肌肉减，经络虚，卫气去，形独居。”

本书后面介绍的浅刺疗法就是刺卫之法，调卫之法。烧山火就是通过神引卫气入营的补阳手法；透天凉就是通过神引卫气出营的泄热手法。所有的刺络放血，就是泄营之法。

第三节　经脉丹田理论

经络系统，由经脉和络脉组成。经脉可分为十二正经和奇经八脉，这是针灸中最常用的。丹田，是内丹中的术语，其实质是真气抟聚的部位。丹田与经脉是密不可分的，都是真气运行抟聚的场所。

一、中医对奇经八脉的认识

奇经八脉，即冲、任、督、带、阴维、阳维、阴跷、阳跷等八条经脉的简称。因它们和脏腑无直接联系，互相之间也没有表里配合，故名奇经。在无极针法的飞龙针法中，主要通过调节冲、任、督、带来调节奇经八脉与十二经脉。但传统内丹术理论对奇经八脉的论述，与中医理论中的奇经八脉，内容上有不同之处。因此，有必要将道家的奇经八脉与中医的奇经八脉进行对比分析，弄清它们内涵上的异同，以便更好地指导针灸实践。

中医经络学说认为，督脉起于胞中，下出会阴，沿脊柱里面上行，至项后风府入脑，并由项沿头正中线，经头顶、额鼻，至唇下龈中，交于任脉。任脉起胞中，出会阴，经阴阜，沿腹部和胸部正中线上行，至咽喉，上行至下颌部，环绕口唇，沿面颊分行至目眶下。冲脉，起胞中，下出会阴后，从气街部起，与足少阴经相并，夹脐上行，散布于胸中，再上行，经喉环绕口唇到目眶下。分支从气街浅出体表，下行沿大腿内侧入腘窝，再沿胫骨内缘，下行到足底至涌泉。带脉，起于季胁，斜向下到带脉穴，绕身一周。阴跷脉，从内踝下照海穴分出，沿下肢内侧上行，经腹胸上行至目内眦睛明穴。阳跷脉，从外踝申脉穴分出，沿下肢外侧上行，经腹，沿胸肩、颈外侧上行，至目内眦睛明穴，再上行入发际，向后下达耳至颈风池穴。阴维脉，起于小趾内侧筑宾穴，沿下肢内侧上行至腹，与足太阴脾同行到肋部，上行至咽喉、廉泉。阳维脉，起于外踝下，与足少阳胆经并行，上至项后哑门。

道家气功理论中的奇经八脉，虽然有八脉的名称，其内容实质是中医经脉中的冲、任、督、带四脉。宋·张伯端《八脉经》中云："八脉者，冲脉在风府下，督脉在脐后，任脉在脐前，带脉在腰；阴跷脉在尾闾前阴囊下，阳跷脉在尾闾后二节，阴维脉在顶前一寸三分，阳维脉在顶后一寸三分。凡人有此八脉，俱属阴神，闭而不开，惟神仙以阳气冲开，故能得道。"又云："八脉者，先天大道之根。一气之祖，采之惟在阴跷为先，此脉才动，诸脉皆通。"又说："阴跷一脉，其名颇多，曰'无极'，曰'死户'，曰'复命关'，曰'生死窍'，上通泥丸，下透涌泉。"

从上述内容来看，道家带脉与中医带脉内涵一致，道家所谓的冲脉、督脉、任脉、阴维、阳维、阴跷、阳跷，实质上是中医任脉、督脉上的七个位置。这其中道家阴跷脉，即指中医中的会阴穴，其"上通泥丸，下透涌泉"的功能又与中医的冲脉相一致。所以说，道家的奇经八脉就是中医的冲、任、督、带四脉。无极针法中，飞龙针法中应用最多的是中医经脉中的冲、任、督、带四脉，太乙针法应用阴跷、阳跷、阴维、阳维以及十二经脉。

二、中医冲、任、督、带的生理作用

中医经络学说认为，冲、任、督脉皆起源于胞中，下出会阴后分行。为什么冲、任、督脉皆起源于胞中呢？这是因为真气发源于胞中的缘故。真气，又叫元气，它发源于胞中，通过冲、任、督等经脉而运行全身。所以冲、任、督、带的生理功能，实质上是由真气决定的。真气，即是《难经》中所说的肾间动气。《难经·八难》中说："诸十二经脉者，皆系于生气之原。所谓生气之原者，谓十二经之根本也，谓肾间动气也，此五脏六腑之本，十二经之根也。呼吸之门，三焦之原，一名守邪之神。故气者，人之根本也。"《难经·六十六难》说："脐下肾间动气者，人之生命也，十二经之根本也。"肾间动气，不仅主宰着人的呼吸运动，而且决定着人体的整个生命活动，是五脏生理活动和十二经脉运行的动力。脐下肾间动气，即脐下丹田（胞中）所抟聚的真气。真气，下出会阴，灌注于冲、任、督、带经脉中，推动十二经脉的运行，补充调节十二经脉经气的盛衰。由于真气通过冲、任、督、带脉，运行于十二经脉之中与营卫之气相合。所以，《内经》中说："真气者，所受于天与谷气并而充身者也。"

具体来说，督脉中的真气对手三阴、足三阴经脉中的经气，从足到腹胸，从胸到手的上升有促进作用，还可促使卫气升于外。任脉中的真气对手三阳、足三阳经经气从手到头，从头到足的下降，及卫气入于营中有促进作用。督脉对六阳经经气的盛衰起着调节作用，任脉对六阴经经气的盛衰起着调节作用。冲脉中的真气上达头面，下达涌泉通贯全身，对十二经脉都有调节作用。带脉中真气环腰运行，对十二经脉起约束作用。

三、任督循环与小周天

在古代内丹术中，把任、督二脉前降后升的周流循环称小周天。小周天功法，又叫百日筑基。任、督二脉具有统调全身阴阳的作用。所以，在经络系统中具有特殊的重要性，宋·俞琬在《周易参同契发挥》中说："人能通此二脉，则百脉皆通，自然周身流转，无有停滞之患，而生长久视之道，断在此矣。"俞琬甚至认为，贯通任、督二脉是养生者唯一应当遵循的练法。如其所述："除此道外，更无别道……兹盖周身上下，阴阳升降之正路也。"即认为贯通任、督二脉能获得最佳的养生效果。明代针灸学家杨继洲在《针灸大成》中也明确提出这种以任督循环为主的养生方法，书中说："徐徐咽气一口，缓缓纳入丹田，冲起命门，引督脉过尾闾，而上升泥丸，追动性元，引任脉降重楼，而下返气海，两脉上下，旋转如圆，前降后升，络绎不绝……久而行之，关窍自开，脉络流通，百病不作。"任督两脉，在传统内丹术中又称为黄道、天经。这是借用古天文学上的术语，比喻任、督二脉中阴阳的交会。在内丹术中，把真气沿尾闾上夹脊，过玉枕，入泥丸，称为河车搬运，还精补脑。古人说："要得不老，还精补脑。"即是指此而言。明·陆潜虚《玄肤论》中指明："要知河车之正道，乃吾身前任后督两脉也。"《道枢·甲庚篇》有云："运河车之正气，沂尾闾，冲夹脊，透玉京，和两物于泥丸；还大丹于丹灶，夺造化之权，成长生之道。"无极针法的飞龙针法就是以针演道，通过针刺的手法帮助真气来贯通任督，完成周天循环，促进精、气、神的相互转化，达到治病延年的目的。

第四节　易学基础知识

易学是我国古代思想家、养生家、医学家等围绕《周易》建筑起来的庞大的知识系统，它形成了中华民族古代文化思想的主流，内容广涉哲学、医学、养生学、数学、天文、历法等。除此之外，中华民族的民族风俗、民族心理等，也都与此有关。

《周易》，包括经和传两部分。经的部分包括卦画、卦名、卦辞、爻题、爻辞等几个方面。如䷪、䷡、䷊等是卦画，对应的夬、大壮、泰等是卦名，“元亨利贞”等是卦辞。全易六十四卦，卦画、卦名、卦辞等各有六十四。如初九、六二、六三、九四等是爻题，“潜龙勿用”是爻辞。每卦六爻，全易爻题、爻辞各有三百八十四。另外乾卦多出“用九”一条，坤卦多出“用六”一条。通常叫“易经”的，即指这些内容而言。

传的部分有彖、象、系辞、文言、说卦、序卦、杂卦七种，又因彖、象各分上下，系辞分上下，所以称为“十翼”，也称《易大传》。

彖、大象是解释卦辞的，小象是解释爻辞的，文言是专讲解乾、坤两卦的。系辞、说卦、序卦、杂卦都是对经的专篇解释和发挥。

关于《周易》的作者，自《汉书·艺文志》以来就有“四圣同揆”之说，认为是伏羲氏画卦，文王作卦辞，周公作爻辞，孔子作《传》。至北宋以后，对这种观点，有的学者提出了异议。

象，《易传·系辞》有云：“圣人者有以见天下之赜，而拟诸其形容，象其物宜，是故谓之象。”又说：“是故易，象也。象也者，像也。”古人用“取类比象”的方法发来揭示自然规律及哲理。王弼认为“寻象以观意”便是此意。据黄宗羲《易学象数论》谈《周易》的取象计有“八卦之象”“六画之象”“像形之象”“爻位之象”“反对之象”“方位之象”“互体之象”等。在这些内容中，与气功理论联系密切的主要是“八卦之象”“反对之象”“方位之象”。

数，即数字。数字是抽象的。恩格斯说全部数学都是研究抽象的。哲学也是抽象的东西，数字的抽象性被《易经》借用过来，比拟自然界规律，便具有了哲学的意义。八卦的卦画，以阳爻用“-”表示，是奇数；阴爻用“--”表示，是偶数。这样奇偶重叠形成了八卦、六十四卦等符号。民族学认为，人类早期只认识二，之后认识三，认识四，然后到十。八卦符号的建立，就是古人用数字一、二模拟自然万物的，可见所谓伏羲画卦的时代最起码人类已认识一、二这两个数字，也只认识这两个数字。《周易》继承了这种理论，并用已认识到的一、二、三、四、五、六、七、八、九、十这十个数字，来解释八卦，阐述哲理，以至到宋初，易学家们便用数字来表示五行，形成了河图、洛书。

总之，易学中的象与数都是表达思想的方法，象、数、理是统一的。古代中医养生理论是以象数中的理来说明其原理和方法。无极针法很多针法也是在象数理论的启发下创立的。

一、河图、洛书的基本知识

（一）河图、洛书的起源

河图、洛书是专门研究五行学说的，目前易学专家们公认是宋初陈抟第一次将之公诸于世。而关于“河图”“洛书”的名词古已有之，如《周易·系辞》中说："河出图，洛出书，圣人则之。"《管子·小匡》曰："昔人之言受命者，龙龟假，河出图，洛出书。"然而这里"河图""洛书"究竟为何物，先秦文献无载，至汉其说也纷纭不一。至于陈抟传出的"河图""洛书"是否是先秦时的"河图""洛书"，现在也无法考证。本书讲的"河图""洛书"为陈抟所出。

就陈抟的"河图"而言，许多易学家都认为来源于《系辞》"天一地二，天三地四，天五地六，天七地八，天九地十"这段文字。《周易浅述》中说："按易系辞传曰天一地二，天三地四，天五地六，天七地八，天九地十，此即所谓河图。"但是这里面没有五行内容，只讲的是奇阳偶阴。应该说《系辞》的这段文字与《尚书》中五行内容的结合，才是《河图》的来源。《尚书》云："五行，一曰水，二曰火，三曰木，四曰金，五曰土。"很清楚，与上述十个数字的阴阳奇偶相配合，就形成了以"天一生水，地六成之；地二生火，天七成之；天三生木，地八成之；地四生金，天九成之；天五生土，地十成之"为内容的河图。至于洛书，清代学者认为，来源于《道藏》。《道藏》中有"一白、二黑、三碧、四绿、五黄、六白、七赤、八白、九紫"的记述，《大戴礼》所载的"明堂者九室，二九四,七五三,六一八"即是洛书的横图数。孙星衍在《问学堂集》中写道："北周甄鸾注数术记遗九官算云：九宫者，即二四为肩，六八为足，左三右七，戴九履一,五居中央。"这与洛书所表示的完全相符。

（二）河图、洛书图释

天一生水，地六成之，地二生火，天七成之，天三生木，地八成之，地四生金，天九成之，地五生土，地十成之。这样一来，五行各有生数和成数，或奇数生，偶数成，或偶数生，奇数成。奇偶相应，五行各有阴阳两方面，这样通过数字把阴阳学说与五行学说有机结合起来。在河图中，一六属水，居于北方；二七属火，位于南方；三八属木，居于东方；四九属金，居于西方；五十属土，居于中央。从而可以看出，由北到东，由东到南、到中、到西再到北，水生木，木生火，火生土，土生金，金生水，水复生木，循环无穷；从东西、南北相对来看，又是水克火，金克木，土克水，火克金。再从内圈生数来看，东、北属阳，西、南属阴；然从外圈成数来看，东、北又属阴，西、南又属阳。这似乎表示在数的变化、阴阳形成的“场”出现了转换。

在洛书图中，五行的方位，金属于南，火居于西，将奇数列于东、西、南、北四正方位，将偶数列于东北、东南、西南、西北四隅方位。这样，从北到西、到南、到东、到中，再到北，水克火，火克金，金克木，木克土，土克水，水又克火，循环往复，从南北、东西相对来看，则又金生水，木生火，火生土，五行相生。

（三）河图、洛书在内丹术中的应用

在内丹术理论中，对五行相生相克的应用与中医其他学科中应用的侧重面不同，它研究的是如何使五行融合为一体。所以在五行相生关系中，主张反生，即“子”生“母”的目的。如《周易参同契》中所说：“金为水母，母隐子胎，水者金子，子藏母胞。”关于五行融合，古人称为“三五一”或“攒簇五行”。

《周易参同契》中提到：“三五与一，天地至精，可以口诀，难以书传。”宋·张伯端云：“三五一都三个字，古今明者实然稀，东三南二同成五，北一西方四共之，戊己自居生数五，三家相见结婴儿，婴儿是一含真气，十月胎圆入圣基。”这就明显指出，“三五一”即三个五合为一体。即河图中，北方一与西方四，为一个五，南方的二与东方的三，相合为一个五，中央的一个五，这三个五只有合为一体，才

能结成“婴儿”。《周易参同契》又说：“子当右转，午乃东旋，卯酉界隔，主客二名，龙呼于虎，虎吸龙精，两相饮食，俱相贪并，遂相衔咽，咀嚼相吞。”从河图来看，子为北方水，午为南方火，右为西方金，左为东方木。所以不难明白，“子当右转，午乃东旋”即是指从水中生金，火中生木，西方酉位水中金为虎，东方卯位火中木为龙。这与《周易参同契》中“金水合处，木火为侣，四者混沌，列为龙虎”意思相同。通过上面的过程，虽然已具三个五，但是处于卯位的火中木和处于酉位的水中金，仍然相隔，不能交会，三个五还不能合为一体。《周易参同契》曰：“荧惑守西，太白经天，杀气所临，何有不倾。”荧惑为火星，太白为金星，当火星行于西方时，本来居于西方的金星，白天午时经南方，这比喻只有以火克金，金克木才能相并，这一思想在洛书中已有体现。河图与洛书的一个明显差别，就是河图中南方的火与西方的金，在洛书中变为南方金，西方火，这明显提示金木相交的过程，必须依靠火克金来完成。《周易参同契》说：“五行错王，相据以生，火性销金，金伐木荣。”又说：“刑德并会，相见欢喜。”

“三五”另外一个含义是水火既济。《周易参同契》有云：“子午数合三，戊己号称五，三五既和谐，八石正纲纪，嘑吸相贪欲，伫思为夫妇，黄土金之父，流珠水之母，水以土为鬼，土填水不起，朱雀为火情，执平调胜负，水胜火消灭，俱死归厚土，三性既合会，本性共宗祖。”从河图上看，子水一，午火二，子午数合三，中央戊己土数五,三五和谐，即水、火、土三者相生相克，水火既济，必假中土，以火生土，以土克水，以水灭火，这样在土的媒介作用下，水火相交，水干火灭，水中生金，火中生木。

从上面所述来看，水火既济，土起媒介作用，用河图做指导，五行相克而和融。在河图、洛书中，中土都起中枢作用。《周易参同契》

中说："土王四季，罗络始终，青赤白黑，各居一方，皆禀中宫戊己之功。"朱元育解释说："如常道阴阳，火生于木，水生于金，顺而出之，欲动忿胜，生转为杀。"又说："丹道阴阳则不然，水转生金，火转生木，逆而反之，忿惩欲窒，杀转为生，所谓五行颠倒，大地七宝也。"这颠倒五行，便是五行学说在内丹术中应用的总概括。

无极针法中的五气朝元就是在河图洛书理论的指导下，通过调节脾胃二经，斡旋中土，从而调节五脏六腑的具体针法。

二、先后天八卦基础知识

宋初陈抟传出先天八卦图，到了邵雍则有先后天八卦图，这先后天八卦理论，被道家用来阐述内丹术中的大、小周天。

（一）先天八卦的内容

《系辞》曰："易有太极，是生两仪。""乾"彖曰："大哉乾元，万物资始，乃统天。"《坤》彖曰："至哉坤元，万物资生，乃顺承天。"这就是说一气生阴阳，即两仪，积阳为天，积阴为地，天地相交，万物资始资生。《系辞》说："是故易有太极，是生两仪，两仪生四象，四象生八卦。"又说："是故法象莫大乎天地，变通莫大乎四时，悬象著明莫在乎日月……天地定位，山泽通气，雷风相薄，水火不相射，八卦相错。"

据《周易》的上述内容，可以看到乾坤是生成万物的根源，天尊地卑，上下定位，所以上乾下坤；日月相推而四时成，万物生长化收藏，日月出入于东西，所以离左而坎右（《周易》以离卦为日，坎卦为月），然后把震雷、巽风、艮山、兑泽布于四隅，就形成了一个空间立体的自然模型，因为古人直观地认识到世界最初就是按这个顺序生成的，所以称为先天八卦，表示的主要是天地万物生成的来源，重视乾坤两卦。

（二）后天八卦的内容

《系辞》曰："日往则月来，月往则日来，日月相推，而明生焉，寒往则暑来，暑往则寒袭，寒暑相推而岁成焉。"又说："万物出乎震，震东方也，齐乎巽，巽东南也，齐也者，言万物之洁齐也，离也者，明也，万物皆相见，南方之卦也。圣人南面而听天下，向明而治，盖取诸此也。坤也者，地也，万物皆致养焉，故曰致役乎坤。兑正秋也，万物之所说也。故曰说，言乎兑。战乎乾，乾西北之卦也，言阴阳相薄也。坎者水也，正北方之卦也，劳卦也，万物之所归也，故曰劳乎坎。艮东北之卦也，万物之所成终而所成始也，故曰成言乎艮。"

上述《周易》内容，明确地描述出了一个方位图。很明显，这八卦方位图是来说明春、夏、秋、冬，万物生、长、化、收、藏周期循环规律的。因为古人认为万物生成于天地之后，所以此图又称为后天八卦。后天八卦图重视的是坎、离两卦；因为春、夏、秋、冬四季的生成，万物生、长、化、收、藏的周期循环，都是由日月相推而成的。

三、易医同源论

易医同源者，同于阴阳五行也。

易演五行，寂然无为，感阴阳二气，而成卦象。推之爻阴阳五行之理，察吉凶悔吝，趋吉避凶也。

医演五行，仰观天地四时之阴阳，演五运六气，观风、寒、暑、湿、燥、火太过与不及。虚邪贼风，避之有时，以养其身与万物沉浮于生长之门。中究人五脏六腑，生克制化，气机升、降、出、入，阴阳消、长、盛、衰，观喜、怒、哀、思、悲、恐、惊七情之象，察生老病死之机，却病延年。俯察地理，上承天气，化生万物，生长化收藏，尝四气五味之偏盛，纠人体五脏六腑阴阳之盛衰，阴平阳秘，天地合气命之曰人，医之事毕也。故经言：阴阳者，天地之道也，万物之纲纪，变化之父母，生杀之本始，神明之府也，治病必求于本。

河出图洛出书，圣人则之，八卦成列。中华文明始祖伏羲，一画开天，阴阳分，四象成，五行全，易医有源。

混沌初始，一元之气含虚空，一气动静，分阴阳，生天地。阴阳在天地人万物之前而有。“无名天地之始，有名万物之母。”故伏羲先天八卦，论天地人万物生成之本——阴阳。

（一）先天八卦阴阳之理与太极图（图3）

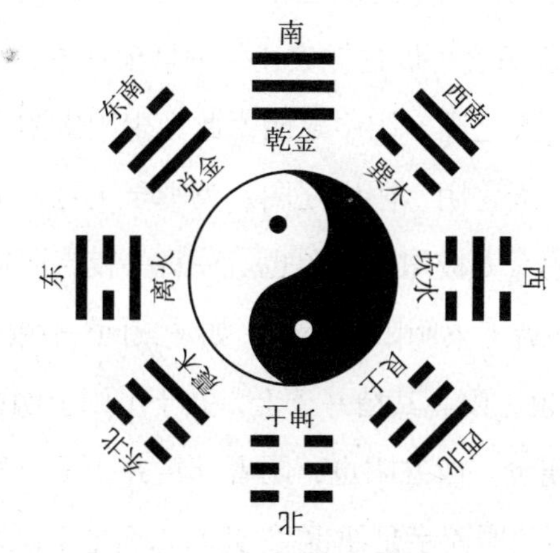

图3 先天八卦太极图

从内层看，从震卦到乾卦，全为阳爻；从巽卦到坤卦，全为阴爻。这样无极之圆，一半阴，一半阳，而成太极两仪。

从中层来看，从震卦到离卦阴爻，从兑卦到乾卦阳爻，从巽到坎阳爻，从艮到坤阴爻，这样阳中分阴阳，阴中分阴阳。最外层，继续分阴阳、阴阳、阳阴、阳阴，表达了阴阳的无限可分性。

从中内层合看，从震到离，一阳从阴中升，从兑到乾，阳气盛而重阳，从巽到坎，一阴从内生，从艮到坤，阴气盛而纯阴，揭示了子时到午时，阳气渐壮，阴退藏。震离为少阳，兑乾为太阳，巽坎为少阴，艮坤为太阴。以上阳升阴藏，阴阳消长，也可用太极图表示，当阳升而盛时，阴藏其中，物极必反。阳盛而衰时，阴从阳中出而生，渐显而盛，阳渐衰而退藏阴中，阴盛极必衰。当阴衰时，阳出而升，如此循环不已。

（二）一日之阴阳

《素问·金匮真言论》所言："故曰：阴中有阴，阳中有阳。平旦至日中，天之阳，阳中之阳也；日中至黄昏，天之阳，阳中之阴也；合夜至鸡鸣，天之阴，阴中之阴也；鸡鸣至平旦，天之阴，阴中之阳也。"这段经文重新组合可以这样表述，平旦至日中，天之阳，阳中之阳，日中至黄昏，天之阴，阳中之阴，此为少阳太阳。太极图阴阳鱼也。合夜至鸡鸣，天之阴，阴中之阴，鸡鸣至平旦，天之阴，阴中之阳，此为少阴太阴，太极图之阴鱼也。一日一夜，阴阳循环，如先天八卦之太极也。四者上下阴阳之变化，如《素问·阴阳应象大论》云："岐伯曰：东方阳也，阳者其精并于上，并于上则上明而下虚，故使耳目聪明而手足不便也。西方阴也，阴者其精并于下，并于下则下盛而上虚，故其耳目不聪明而手足便也。"此乃东西上下阴阳循环图，东方阳气上升，至南方阳最盛，西方阴生阳气下降。故经曰：天不足西北，地不满东南。四季之阴阳，春生夏长秋收冬藏，故《素问·四气调神大论》篇："四时阴阳者，万物之根本也，所以圣人春夏养阳，秋冬养阴，以养其根，故与万物沉浮于生长之门，此四时阴阳循环之太极。"

（三）善言天者，必有验于人

《素问·阴阳应象大论》言："黄帝曰：阴阳者，天地之道也，万物之纲纪，变化之父母，生杀之本始，神明之府也，治病必求于本。"先天八卦言阴阳大道，故阴阳为天地万物先天之本，人之先天之本在肾，肾藏父母先天肾，故为先天之本。在母体中，精子与卵子结合，元阴元阳互根、互存、互化，阳化气阴成形，渐成人形，元阴元阳藏于肾中，出生后，一生的生、长、壮、老、已，都由肾中元阴元阳主宰。故《素问·上古天真论》指出，女子七七之数，男子八八之数，皆以肾气盛衰言人身生长壮老已。故经云："肾者主水，受五脏六腑之精而藏之。""帝曰：有其年已老而有子者，何也？岐伯曰：此其天寿过度，气脉常通，而肾气有余也。此虽有子，男不过尽八八，女不过尽七七，而天地之精气皆竭矣。"

《素问·生气通天论》言："黄帝曰：夫自古通天者，生之本，本于阴阳……阳气者，若天与日，失其所则折寿而不彰，故天运当以日光明。是故阳因而上，卫外者也。""故阳气者，一日而主外，平旦阳气生，日中而阳气隆，日西而阳气已虚，气门乃闭。是故暮而收拒，无扰筋骨，无见雾露，反此三时，形乃困薄。

岐伯曰：阴者，藏精而起亟也；阳者，卫外而为固也。阴不胜其阳，则脉流薄疾，并乃狂。阳不胜其阴，则五脏气争，九窍不通……凡阴阳之要，阳密乃固，两者不和，若春无秋，若冬无夏，因为和之，是谓圣度。故阳强不能密，阴气乃绝。阴平阳秘，精神乃治；阴阳离决，精气乃绝。"

（四）十二时辰营气运行的子午流注与先天八卦可能有关

兑为金，属肺与大肠；艮为土，属脾与胃；离为火，属心与小肠；

坎为水，属膀胱与肾；震为阳木，属心包与三焦；巽为阴木，属胆与肝；乾为督脉，坤为任脉。

先天八卦，天地定位，营气督脉下行，任脉上行，山泽通气，寅时肺，卯时大肠，辰时胃，巳时脾，水火不相射，午时心，未时小肠，申时膀胱，酉时肾，雷风相搏，戌时心包，亥时三焦，子时胆，丑时肝，肝入脑，又入督脉，而入肺十四经营气循环往复。

先天八卦，乾为头，坤为腹，阳气沿督脉上升，任脉下降，阴气沿任脉上升，沿督脉下降，与天地相应。子时到午时，天地阳气生而升，人体阳气亦随之生而升，至午时阳气最盛，午后到子前，一阴生于上，阴生而阳降，阳藏于阴。故广成子曰："至阴肃肃，至阳赫赫。赫赫发乎地，肃肃出乎天。"下会阴为天根，头为月窟。天根月窟闲来往，三十六宫总是春。

《素问·上古天真论》阐述女子生理变化以七为周期，男子生理变化以八为周期。实践证明，女子以七七之数为更年期，男子以八八之数为更年期，为什么呢？我们看河图中，七数为火，在南方，为朱雀之神，后演变为凤，八数为木，在东方，为青龙之神。故后世以龙喻男性，凤喻女性。在洛书中，八移位东北方，配后天八卦艮卦，为少男，七移西方，配后天八卦兑卦，为少女。易经下经，起始即为少男少女无心的阴阳感应，咸卦，人出生后，靠后天脾土滋养，渐长成人，肾气盛则阴阳感应。肾气的盛衰变化，男子从少男八数起变化，女子从少女七数起变化。

《素问·阴阳应象大论》中说："年四十而阴气大衰，能知七损八益，则而二者可调，不知用此，则早衰之节。""七损八益"历代解释很多，马王堆出土文物有记载，"七损八益"乃男女房中之术。至此，一切好像有了答案。其实，历代各家的解释都对，总与后天少女七、少男八的阴阳感应有关。男女之事从少女少男情窦初萌开始，到成为夫妻，房中生活成为夫妻生活中必不可少的成分，懂房中养生者，肾气衰退得慢，衰老得慢，不懂者，早衰之节也。生由此，死亦由此。“七损八益”者，七八之损益也。益者，传宗接代也，有术有节，则益于身心；无术无节，则耗精伤肾，早衰也。

河图洛书术数理论在《内经》里还有具体的应用，像《素问·金匮真言论》中说：“东方……其数八……南方……其数七……中央……其数五……西方……其数九……北方……其数六……”

《内经》中五运六气的学说可能与河图洛书有关。有些学者认为，“洛书”五位相得而各有合也。以“洛书”之数言之：一为甲，六为己，一六共宗，故甲与己合；二为乙，七为庚，二七同道，故乙与庚合；三为丙，八为辛，三八为朋，故丙与辛合；四为丁，九为壬，四九为友，故丁与壬合；五为戊，十为癸，五十相守，故戊与癸结合。然此时相结合者，皆只以数论也。若夫随天之运以司化育，则因五合而成五运。

总之，以河图洛书、先后天八卦为代表的易学理论也是《内经》中的理论精髓。

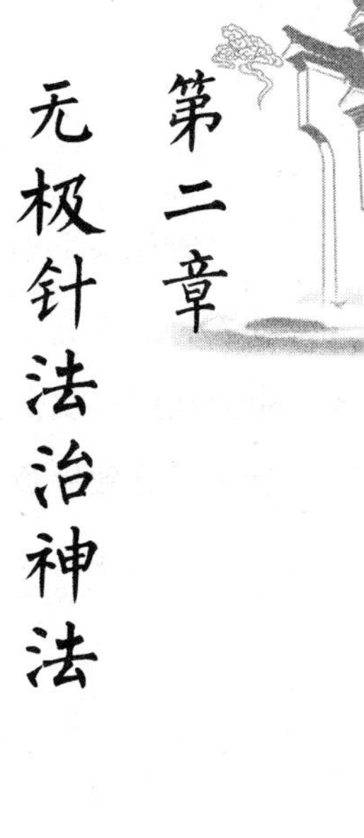

第二章 无极针法治神法

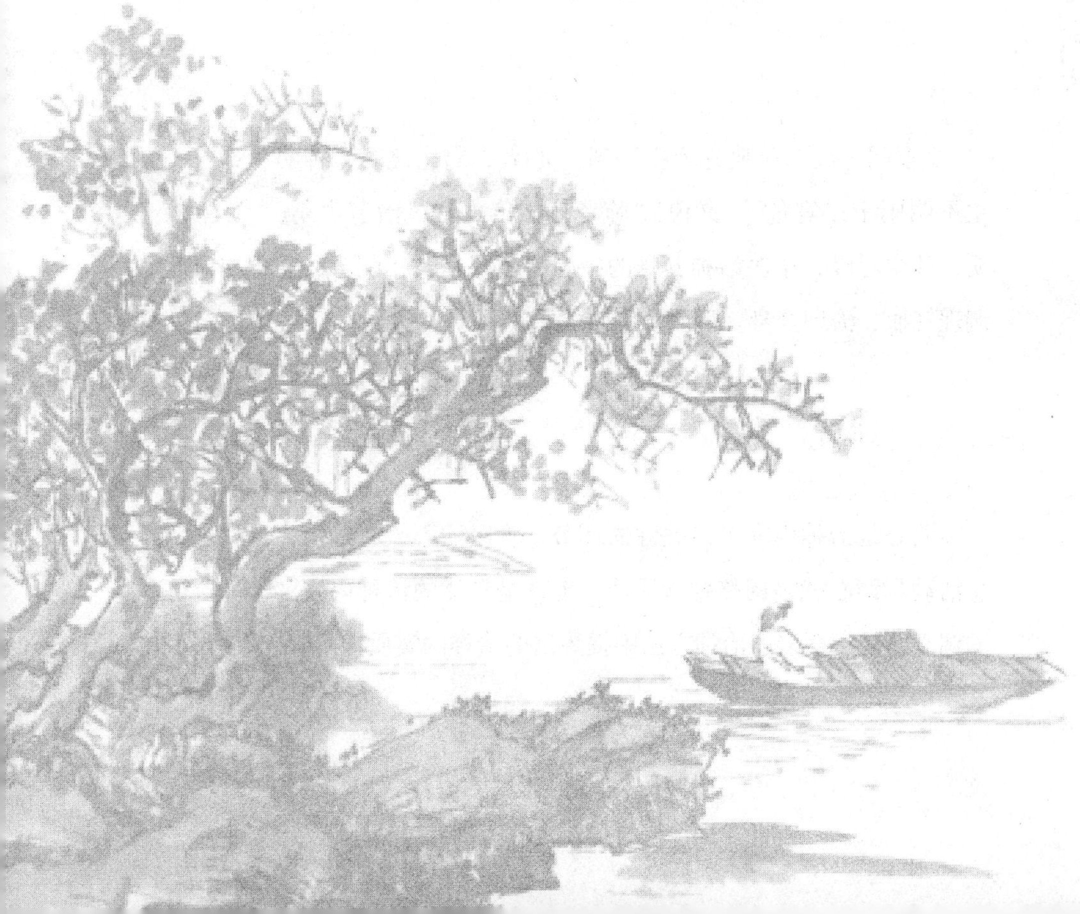

历代医书对针刺治神法通常没有具体描述，往往流于理论表述，让人感觉虚玄，无从下手，致使针灸的最高境界——治神未能系统贯彻到临床实践中，《内经》中针刺的治疗效果亦未能在临床实践中充分展示，导致针灸失去灵魂。而针刺治神是无极针法的核心内容，故列本章予以详细说明。

第一节　治神的内容

《素问·灵兰秘典论》中提到："心者，君主之官，神明出焉……主不明则十二官危。"又说："肺者，相传之官，治节出焉。"心主神明，肺主呼吸，中医治神养身的中心内容就是君相配合、神息相依而调理气血，治理全身。下面分别叙述之。

一、调心

调心是治神内容中最关键的环节。中医的心，就是神，也就是意念活动。调心就是调整意念活动，也就是具体的治神内容。这里所讲的调心，是从众多的治神方法中提炼出的治神的实质性内容。

（一）意念的分类

人的意念（神）的活动是十分复杂的，这里从中医的角度出发，按其对人体生理的作用，把人的意念活动分为三类。

1. 正念

正念就是在杂念排除，神静状态下安静而清醒的意识状态。古人叫真意，又叫元神，是指意念纯正，不掺有其他后天社会因素产生的意念活动。这纯正的意识，是治神过程中最重要的。治神的关键就是如何产生及使用正念。

2. 杂念

杂念是指正念之外的一切意念活动。这些杂念最容易干扰或冲淡治神治疗中所需的正念，所以治神首先是要设法排除杂念，然后运用正念进行调神。杂念的内容是十分复杂的，可以是工作中、生活中的问题，也有可能是原来不曾想到的问题。总之，都是由后天社会因素产生的。在治病过程中，中医认为杂念过多对疾病的治疗是不利的。如《素问·汤液醪醴论》云："嗜欲无穷，而忧患不止，精气弛坏，荣泣卫除，故神去之而病不愈也。"

3. 恶念

恶念是杂念中的一种，它比一般的杂念对身体更为有害，所以单独提出，以引起重视。一般来说，恶念是指患者在治神过程中想到的一些使人气愤、懊丧、嫉妒之类的事，使患者情绪激动，心神不宁，久久不能入静。在治疗过程中，如发现此类情况，可让患者做些自由活动，待情绪稳定后再行治疗。

（二）排除杂念的方法

要排除杂念，首先要正确对待杂念，这就要求患者做到以下几点：

①要明确在治神过程中出现杂念是正常现象。不管多高明的内功修炼者，刚开始进行治神修炼时，杂念都是很多的，所以对待杂念不能厌恶急躁，只要专心于治神的穴位上，杂念自然就会减少。②杂念排除是循序渐进的过程，不可过分克制它，因为过分地克制，这本身就是一种杂念，所以，不可心急，否则杂念反而不易排除。③当杂念比较少时，就不要再有意识地排除杂念，应当把意念集中放到用神方法上，或意守，或存想，随着精气的积累，自然会出现静的佳景。

排除杂念的方法很多，一般常用的有以下几种。

1. 数息法

操作方法见“调息”一节。待数到思想安定后，便以用神的方法运用意念。正如《类修要诀》中所指出的：“或数息出，或数息入，从一至十，从十至百，摄心在数，勿令散乱，如心息相依，杂念不生，则止勿数，任其自然。”

2. 外观法

睁开两眼，轻轻注视一米以外的某一物品，或墙上的图案等。待杂念消除后，再轻闭双目调神。

3. 听息法

治神锻炼时，用耳听自己的呼吸或听整个呼吸道发出的细微声音。此法不仅可以诱导入静，还可以加强意守丹田。

4. 默念法

治神过程中选用具有良性涵义的词句进行默念以排除杂念。默念字句，一般从三个字开始，不要超过六个字，太长则使用意太过，而致头部、胸部不适。

5. 幻想法

治神过程中幻想一个自然景物展现在自己的脑海里，如旭日皎月、白云碧空、青山秀水、辽阔海洋等，寄意于以上诸景象，则可使杂念淡忘，心境宁静。

以上排除杂念的方法，只限于杂念产生时使用，如果杂念消除后，便按用神法使运意念。

（三）意念的运用

意念的运用就是神的运用。古人在意念的运用上，创造了很多方法，但本质就是神的运用，而神的运用概括起来不外以下几种。

1. 意守丹田穴位法

在身体放松、杂念排除的基础上，意念集中在上、中、下三个丹田部位，或者集中在涌泉、会阴、命门等穴位上。古人把这种意守方法，又叫“凝神法”。

2. 存想法

存想法是练功者通过一些景象的想象，集中思想，锻炼想象力，以达到调动真气的效应。《诸病源候论》中说：“存念心气赤，肝气青，肺气白，脾气黄，肾气黑，出周其身。”北宋·苏东坡在给张安道的信中介绍了一段养生法，信中说：“内视五脏肺白、肝青、脾黄、心赤、肾黑；次想心为炎火，光明洞彻，入丹田中（丹田在脐下）。”《黄庭经》中存想五脏之神也是一种存想法。陈樱宁在《黄庭经讲义》中指出：“……若夫凝神，则无所想，不过将神光凝聚在一点，不使散漏之谓也。存神不限于身中一处，亦不限在身内，有时亦存神身外。”可见，存想法又叫存神法。

3. 存想外景

存想外景就是存神于身外的自然景物，如旭日，如皎月，如青松等。存神于日月的又叫采日月之精华。

4. 意守内景

治神修炼到了一定程度，练功时脑子里就会映现出一些美好景象，如明点、自然景物等。如果出现了旭日或皎月，就把意念集中到旭日或皎月上，不要产生其他想法和念头，不要考虑为什么，只管将念头集中到内景内。如果出现了多种景象，可任选一种，不要一会儿想这，一会儿想那。

5. 以意领气

以意领气又叫以神引气，这是用意念引导体内真气沿经脉周流的方法。一般把沿任、督二脉运行的叫小周天，把沿十二经脉周流的叫大周天。临床上也有用神引气到有病部位以治疗疾病的。

（四）调心注意事项

1. 要排除浮、沉、宽、急

治神过程中用意不及或太过，就会出现浮、沉、宽、急四种用意不正常现象。《童蒙止观》中说："何等为沉相？若坐时心中昏暗，无所记录，头好低垂，是为沉相。尔时当系念鼻端，令心住在缘中，无分散意，此可治沉。"沉相就是昏沉，可用意守鼻端、两目间来纠正。"何等为浮相？若坐时心好飘动，身亦不安，念外异缘，此是浮相。尔时宜安心向下，系缘脐中，制诸乱念，心即定住，则心易安静。"浮相就是散乱，用意守脐中来纠正。"心急病相者，由坐中摄心用念，因此入定，是故上向胸臆急痛。当宽放其心，想气皆流下，患自差矣。"急相是用意太过和呼吸太重，以致胸胁并痛，因此要放松，默想气往下流而除之。"心宽病相者，觉心志散漫，身好逶迤，或口中涎流，或时暗晦。尔时应当敛身急念，令心住缘中，身体相持，以此为治。"宽相是用意过伤不及，以致昏沉入睡，所以要端正身体，抓紧一个念头，注意两目间来纠正。

2. 用意要勿忘勿助，避免着意着相

在用意治神时要求若有意，若无意，勿忘勿助，似守非守。"用意不用力”，用意太过就是“力”，着意着相就是“用力”。着意，就是意念过分集中于所守部位。着相，就是想象景象时用意太过。这是治神修炼中过分强调和追求意念而造成的，往往会引起前额发紧，景象在脑海中不能消失等副作用。

二、调息

(一)调息的概念及生理

古人说:“一呼一吸为一息，不呼不吸亦为息。”调息就是用神来调整呼吸，通过对呼吸运动的有意识调整，从而达到调整整个机体功能的目的。

凡是有生命的东西，都时时刻刻离不开呼吸运动。呼吸保证人体从自然界获得维持生命的氧气和排出二氧化碳，所以是人类的基本生命现象之一。人类在自己的生活实践中，认识自然，也认识自我，从而掌握了自身呼吸运动的规律，通过适应它、改造它，充分发挥呼吸对自身生理的内在调节能力，以达到防病治病、健康长寿的目的。古代养生学及中医学认为，呼吸的生理作用有以下三点：①调整气机升降，推动气血运行。《难经》中说:“吸则气升，呼则气降。”②平衡五脏，调节寒热虚实。呼则泄热去实，吸则壮阳补虚，虚则胎息以补元气，寒则闭息以生火。③协助调心入静，或心息相依，推动气血运行。

现代生理学认为，呼吸活动是由自主神经系统支配的，可以半直接地控制它、调整它。所以，可以通过意识(神)让它快一些或慢一些，深一些或浅一些，这一呼一吸的快慢深浅，就产生了不同生理效应。连续性较深的呼气时，副交感神经兴奋性增强，心率减慢，血管放松，血压降低，胃肠蠕动增强；连续性深吸气时，交感神经兴奋性增强，心率加快，血管收缩，血压增高，胃肠蠕动减弱。腹式呼吸时，横膈的幅动度增大，增加了肺的通气量，从而使血液中含氧量增加。膈肌上下运动的活跃，又实现了腹腔诸器官的按摩作用，促进了胃肠的蠕动，加强了对食物的消化及营养吸收功能。

（二）调息的方法

古今调息的方法很多，不同的呼吸方法有不同的功用，学习者可以根据自身的体质、病情选择练习与自己适应的方法。常用的调息方法有下列几种。

1. 自然呼吸

即平常个人习惯的呼吸形式，多数是鼻吸鼻呼。许多治神锻炼的方法都是从自然呼吸开始的，慢慢发展到腹式呼吸、胎息。自然呼吸的锻炼方法，有数息、听息、随息、止息等。这几种方法，常与意念相结合，有利于排除杂念，进入神静的功能境界。数息，默数鼻端呼吸出入的次数，从一到十或到百，周而复始。听息，两耳默听自己呼吸的出入，不计次数。随息，把意念集中于注意鼻端呼吸的上下出入，不计次数。

2. 腹式呼吸

通过自然呼吸的锻炼，随着杂念的减少，呼吸也逐渐均匀柔和深长，呼吸时胸部起伏减少，而腹部随呼吸起伏，就叫腹式呼吸。这时就可以有意识地进行腹式呼吸的锻炼，一般锻炼方法有以下几种。①顺式腹式呼吸：吸气时腹部逐渐隆起，呼气时腹部逐渐收进。②逆呼吸：吸气时腹部回缩，呼气时腹部隆起。以上两种方法交替锻炼能加强肠胃的活动功能。③潜呼吸：随呼吸小腹部微微起伏，这是在意守下丹田入静状态下出现的，是一种高度柔和、缓慢均匀的呼吸，具有增强元气的作用。

3. 体呼吸

通过高度柔和腹式呼吸的锻炼，出现每分钟呼吸次数明显减少，并随着呼吸，全身的毛孔一开一阖，所以叫体呼吸，也称毫毛呼吸。又因为这种呼吸，与胎儿在母体中的呼吸相似，古人又称为“胎息”。这种呼吸锻炼对生命有极大的益处。

（1）脐呼吸

在潜呼吸的基础上，呼吸时，腹部、胸部几乎不动，而想象脐部在呼吸。如《摄生三要》中说:“须想其气，出从脐出，入从脐灭，调得极细，然后不用口鼻，但以脐呼吸，如在胞胎中，故曰胎息。”

（2）证观

这是《六妙法门》中的一种方法。在高度入静的状态下，仔细审视自己的呼吸状态，似看到了自己的呼吸出入已周遍全身毛孔，身体好似芭蕉，了无实在。“证观者，如是观时，觉息出入遍诸毛孔，心眼开明。”

（3）闭息

这也是体呼吸的一种，古代有把闭息称为胎息的。如《摄生三要》中提到:“习闭气而吞之，名曰胎息。”关于闭息的方法，《养性延命录》中说:“正偃卧，瞑目握固，闭气不息于心中，数至二百，乃口吐气出之，日增息，如此身神具，五脏安，能闭气至二百五十息，华盖明则耳目聪明，举身无病，邪不忤人也。”在高度入静时，呼吸会出现自然的短暂停止，这个时候可以有意识地进行闭息的锻炼。另外，闭息也是运气疗病的一种方法。如《鸡峰普济方》中说:“意者气之使，意有所到则气到，每体不安处，则微闭气，以意引气到疾所而攻之，必瘥。”

4. 练呼的方法

出气为呼，入气为吸。练呼就是意念与呼气结合，不管吸气，吸气随其自然的治神方法。一般常用有下列两种：①鼻吸鼻呼法。在自然呼吸的过程中，只数呼的次数，不管吸的次数。在小周天功法中，退阴符的方法，也是练呼的方法。②口呼鼻吸法。六字诀的练法，就是这种方法的典型例子。正如《养性延命录》中所说：“纳气一者，谓吸也，吐气六者，谓吹、呼、唏、呵、嘘、呬皆出气也。”练呼的方法，可以泄热祛邪，有助于气的下降。

5. 练吸的方法

练吸就是意念与吸气相结合，呼气随其自然的锻炼方法。常用有以下三种：①数息，只数吸的次数，不管呼的次数，这是一种练吸法。②兴阳时，采用撮、抵、闭、吸的方法以平复，也是一种意念与吸气相结合的方法。③周天功中，进阳火时，只注意吸气，也是一种练吸法。练吸的方法，可以增强阳气，有助于阳气上升。

三、调息的原则和注意事项

在东汉末年佛教翻译家安世高译出的《大安般守意经》卷上指出：“息有四事：一风，二喘，三气，四息。”又说道：“云何为风相？坐时则鼻中息出入觉有声，是风相一也。云何为喘相？坐时息虽无声，而出入结滞不通，是喘相也。云何气相？坐时息虽无声，亦不结滞，而出入不细，是气相也。云何息相？不声、不结、不粗，出入绵绵，若存若亡，资神安稳，情抱悦豫，此是息相也。”“守风则散，守喘则结，守气则劳，守息即定。”所以调息的原则，就是把风相、喘相、气相调节成为“不涩不滑”的息相。涩滑就是风、喘、气相，也就是呼吸或粗浊，或短促。而调息相就是柔细深长。

在调息的过程中，一般需注意以下几个问题。

1. 放松身体，安定情绪

这就是说在进行呼吸锻炼时，首先要放松身体，摆正姿势，做好准备工作，不可仓促为之。如刚参加完体力劳动和体育活动，应当待呼吸平稳后，再行锻炼。另外，“心平气和，心浮气躁”，如果情绪刚发生过剧烈变化，也要待心情稳定后再行调息。

2. 循序渐进，不能急于求成

在调息过程中，要指导患者先从简单的调息方法开始，时间和训练次数也要循序渐进。

3. 呼吸的锻炼，不可执着

在治神过程中，调心是最主要的。因此在调息配合调心的治神过程中，当达到高度神静状态时，要忘掉调息，否则会阻挠神静程度的继续加深。

第二节　针刺治神法

针刺治神法是针刺与治神方法相结合的针刺方法，也是无极针法独特的针刺方法。它包括患者自我治神法和医者运神调气法两大方法。临床上无极针法将这两大方法配合运用，效如桴鼓。

一、患者自我治神法

在针刺治疗的过程中，医生指导患者进行自我治神，以配合医生针刺治疗的方法就是患者自我治神法。它包括针前稳定情志法、留针治神法、行针治神法、针后治神法四方面内容。

（一）针前治神法

针前治神法就是稳定患者情志法。《素问·移精变气论》说："闭户塞牖，系之病者，数问其情，以从其意，得神者昌，失神者亡。"医生在治疗前进行诊断的同时，就要以温和耐心的态度，询问患者的病情，倾听患者的主诉，然后除了进行判断病情外，还要引导患者解除思想包袱和顾虑，充分调动起患者战胜疾病的信心，并且还要引导家属理解病人，给病人创造和谐愉快的治疗环境，使患者尽量避免过极的七情刺激。只有这样，患者才能主动地配合医生进行治疗，也才能使患者在治疗期间情绪稳定，更好地进行治神修炼。

（二）行针治神法

行针治神法见后（医生行针补泻法）。

（三）留针治神法

1. 宁神法

宁神法是在针刺留针过程中，医生指导患者运用排除杂念法（听息、数息、随息等）排出杂念，使思想意识放松入静的方法。

2. 凝神法

凝神法是在针刺留针过程中，医生指导患者将意念凝聚集中在某个穴位上，从而调动真气的方法。本书三焦取穴法就是为使用凝神法所设的取穴法。凝神法与辨证选穴相结合可更好地治疗疾病，是无极针法最常用、最主要的针刺治神法。

3. 存神法

存神法就是医生指导患者在留针过程中存想某种事物形象的方法。

这种方法也适应于所有患者，但对于思想情绪长期抑郁的患者更为适用，可以使患者心情轻松安静。一般常采用存想莲花法及存想旭日、皎月法。

4. 以神引气法

以神引气法就是医生根据患者疾病选取一条经脉，针刺几个穴位后，指导患者在经脉循行部位上按循经方向进行存想导引的方法。这种方法主要用于疏通经络。

5. 六字祛邪法

六字祛邪法是医生指导患者在留针过程中辨证运用六字诀祛出邪气的方法。这种方法是泻法，要辨证准确，适可而止。

6. 腹式呼吸法

腹式呼吸法是医生指导患者在留针过程中运用腹式呼吸训练的方法。这种方法主要适应于脾胃及肠功能不良的患者。

7. 闭息发汗法

闭息发汗法是医生指导患者在留针过程中采用闭息以发汗解表的方法。这种方法主要适应于外感风寒的患者。

以上 7 种针刺治神法，充分利用留针时间，使患者在留针过程中充分发挥主观能动作用而提高针刺的疗效。岐黄针法，贵在治神，若神去之，病将不愈也。

针刺治神法在使用时，既可单独运用，又可相互配合使用。如先用宁神法减少杂念，后用凝神法调动真气，在用凝神法杂念多时，也可暂用宁神法。如肝经湿热，可在用嘘字诀吐纳的同时配合以神导引厥阴肝经经气运行。肝气郁结，可先用嘻、嘘字诀吐纳数遍，后用存想莲花法。

（四）针后治神法

针后治神法就是医生根据患者的病情而选择适当治神修炼法，指导患者利用在家休息时间进行自我治神锻炼的方法。它是留针治神的继续，可以使患者持久发挥自身的调节潜能，起到提高疗效、稳定疗效，进而防病保健的作用。针后治神修炼法可以采用患者留针时采用的治神法，也可采用本书所选的修持功法。在临床上，通常让患者按真气运行法配合六字诀进行锻炼，这种方法与针刺时采用的各种治神法并不矛盾，是各种治神法的综合修炼法。

二、医者运神调气法

医者运神调气法是医生按修炼持功法修炼到一定程度后主动运神调气于体外而治病的方法。这是一种运用特殊治病能力的方法。医生的这一能力除主要与医生功力的大小有关外，还与医生情绪、身体情况及患者的配合有密切关系，因此，往往表现出不稳定性。所以这种方法只作为辅助性的针刺治神法，而患者自我治神法才是主要的针刺治神法。但也不可轻视这种方法。当医生功力强，情绪、身体情况良好，患者较敏感且配合好时，往往能发挥出神奇的治疗效果。因此，作为医生，必须刻苦修炼，以救人强己。

（一）运神调气法修炼程序

运神调气能力的获得与强化，笔者概括为以下两句话：内功与站桩同练，调息凝神与存想并修。

内功的修炼，初期只按真气运行法修炼。当真气运行法修炼到第五步功后，可配合慧功。具体方法是先按慧功“松、展、放、收”“冲上贯下”“向横”修炼，当“收回关元”收减时接练真气运行法第三步调息凝神守丹田。最后按真气运行法收功。

站桩的修炼可按书中站桩采气法修炼，也可按“少林内劲一指禅”的马步站桩修炼，不必采用其他复杂姿势。就内功与站桩而言，内功是主要的。

一般来说，按真气运行法修炼到第五步，即已具备运神调气的能力，再通过慧功修炼便可掌握使用这种能力的方法。如“放”即是调气法，只不过调气时通过劳宫、指尖而“放”出去罢了。通过全身的“放”也是治疗后排浊气的方法。而“收”则是采气补充能量的方法。站桩是强化这种调气能力的方法之一，而真气运行法修炼到虚明境界后加存想法增强念力，则是强化治病能力的根本方法。

（二）针前运神布气法

医生在针刺前，一切准备完毕后，凝神运气片刻，可按慧功将丹田之气布于周身，然后进行针刺行针。

（三）行针运神调气法

针刺行针运神调气法是医生运神调气与传统行针手法结合的方法。

1. 传统行针手法简介

传统行针补泻手法，历代医家所设名目众多，本书只选取《内经》所载五种手法。

（1）迎随补泻

《灵枢·小针解》曰：“迎而夺之者，泻也。追而济之者，补也。”《难经·七十二难》曰：“知营卫之流行，经脉之往来者，随其逆顺而取之，故曰迎随。”当今所用之迎随仅是指顺营气之循行方向者为补，逆营气运行方向刺之为泻。

（2）徐疾补泻

《灵枢·小针解》曰：“徐而疾则实者，言徐内而疾出也。疾而徐则虚者，言疾内而徐出也。”徐徐而进针者引气入里，疾出者，将气留于里而不出也，故为补。疾进者，不使气入内，徐出者引气外达也，故为泻。

（3）呼吸补泻

《素问·离合真邪论》云：“吸则内针，无令气忤……候呼引针，呼尽乃去，大气皆出，故命曰泻……呼尽内针……候吸引针，气不得出……大气留止，故命曰补。”此法乃根据吸则气入，呼则气出的理论设置。

（4）开阖补泻

《素问·调经论》云：“泻实者，外门不闭，摇大其道，补虚者，闭塞其门，精气乃得存。”这就是说泻法左手不要揉针孔，用补法左手当按揉针孔，是为开阖补泻的方法。

（5）捻转补泻

《灵枢·官能》载：“切而转之。”但如何操作才能达到补泻目的，没有明确说明。一般来说，顺时针为补，逆时针为泄。

2. 行针治神补泻法

用补法时，让患者放松入静，观察患者的呼吸，当患者呼气将尽时，顺营气运行方向慢慢将针刺入穴位，在刺入的同时，医生运神调气于持针指端，随呼气通过针柄注入穴位经脉中，然后慢慢捻转针柄，同时观察患者的呼吸，待患者吸气时迅速将针提至皮下，再待患者呼气将尽时顺经将针慢慢插入同时调气。如此重复三遍或六遍，然后留针。起针时，待患者吸气时将针拔出，同时左手按闭针孔。

用泻法时，让患者放松入静，意念集中于针刺的穴位上静心体会提针时的感觉。在患者吸气时，将针逆营气运行方向迅速刺入，然后用较快的频率捻转针柄，待患者呼气时慢慢将针提至皮下，吸气时再迅速插入，如此反复进行三遍或六遍，然后留针。起针时，让患者呼气并体会针感，同时慢慢将针拔出，不闭针孔。泻法主要是通过患者的神以引气催邪外出。

（四）留针运神调气法

1. 食指指端调气法

此法又叫一指禅法。调气的手势是食指自然伸直，其余四指握成空拳，然后运神导气从食指指端发出注入穴位。一般指端离穴位的空间距离为 5 ～ 10cm。此法运用时，根据医生个人习惯，一只手握固（拇指握于手心内成拳），一只手调气。可在穴位上针刺后调气，也可在穴位上直接调气。

2. 手掌劳宫调气法

手自然成掌勿用力，掌心照于病患部位或穴位，距离病患部位或穴位 5 ～ 10cm。然后运神引气从掌心而出注入病患部位或穴位。此法可用双掌同时调气。调气时，手掌可以运动，或在局部旋转或按卫气运行方向从头向四肢末端运动调气排病邪，或按营气运行方向循经调气疏通经络等，根据具体情况灵活掌握。

（五）针后运神排浊采气法

医生在运神调气治病时，患者的病气会对调气者身体有一定的影响。因此，必须在治疗完毕后，进行练功排浊气，采气补充能量。具体方法是选择一空气新鲜的地方，用慧功之“放”法反复练习，当身体感到轻松时，再按慧功全套功法进行采气，或用本书站桩采气法进行锻炼。

（六）运神调气注意事项

1. 用意不用力。即医生调气时形体不可用力，而要放松，用意念调气。

2. 配合呼吸强化外气。调气时，呼气意念与目光集中在所发部位上，吸气时意念放松，目光不必过分集中。

3. 医生调气时要与患者自我治神密切配合。临床上多与凝神法配合。即医生调气时，患者也必须凝神于调气部分，静心体会感觉。其他自我治神法在调气治疗时可暂时停止。

4. 医生心情不好，身体不适时不要运神调气治病。

5. 医生调气治疗后，必须练功排浊气，采气，并要注意多食些高蛋白食物，以补充能量。

6. 医生不要过多的调气治疗，而是针对重点患者治疗几次即可。把治神的重点放在自我治神上，而运神调气法只作为助功和调理患者自我治神反应的一种手段。

以上是笔者 26 年前的针刺治神方法，多采用内功方法，现在多采用针刺手法来调动患者的经气，更具有推广意义。现介绍两种传统的经典针刺补泻手法，即简易的烧山火和透天凉。

烧山火是指毫针刺入穴位，得气后，顺时针捻转滞针，然后轻轻下压，保持针感。针刺作用部位大都可以发热，达到温阳补气的目的。

透天凉是指毫针刺入穴位后，得气后，逆时针捻转滞针，然后轻轻上提，保持针感。针刺作用部位大都可以发凉，达到祛邪泄热的目的。

针刺的顺序和起针时的顺序也是治神的重要环节。例如，合谷、百会、足三里配方叫作补中益气汤，但是针刺的顺序不同，会有不同的效果：先刺足三里，再刺合谷，最后刺百会，就可以达到补中益气的效果；反过先来刺百会，再刺合谷，最后刺足三里，就可以达到引气下行的作用。

留针结束后，起针时，如果先取足三里，再取合谷，最后取百会，可以引气上行；反过来，先取百会，再取合谷，最后取足三里，便可以引气下行。

所以针刺与起针的顺序也蕴含着以神引气的治神思想，在临床中要根据患者的具体情况，灵活变通使用。

第三节　治神反应

在针刺治神及患者自我治神修炼的过程中，由于调心、调息而使机体发生了一些内在的心理、生理上的变化，这些心理、生理的变化，反映到机体外部，就产生一系列感觉和反应。这些感觉、反应内容复杂，形式多样，由于个体体质、性格、年龄、疾病等方面的差异，每个人的感觉、反应不完全相同。但通过大量临床观察，这复杂的感觉反应也有一定的内在规律。按其规律特点，将它们分为三类：一是真气效应，这类反应是在松静状态下，进入真气功能态时的特殊感觉，一般来说，练功程度相当的人感觉大致相同；二是退病反应，这一类反应是由于治神修炼，原有疾病的症状发生变化；三是不良反应，这是由于治神方法掌握不当，而产生的身心不舒适的感觉反应。

一、真气效应

（一）经脉局部的感觉

这类感觉多数是发生在治神治疗的初期，表现为局部皮肤和穴位上有热、凉、痒、酸、重、麻、胀等感觉，在经络循行带上有虫爬、弹动、震动等现象。治神治疗初期所有这些感觉都称为得气，是真气初步开始运动、团聚、布散而产生的反应。一般来说，治神治疗初期，意守部位多出现重、热等感觉，如心窝沉重、丹田饱满、丹田发热等。这些感觉在一定时间内是相对稳定的，非意守部位，随杂念减少，初步入静时身体局部会出现痒、麻、虫爬、弹动等现象，这些反应部位变化不定，也不一定每次治神治疗都出现。当到了治神治疗中期阶段，在任、督二脉循行的部位和特殊穴位上会出现一些共同性感觉反应。如手心劳宫发麻、发热、发胀，足心涌泉热、胀、麻，会阴跳动，尾闾气动，命门气动，两肾发热，项背强急，玉枕阻遏，环头拘紧，头箍松解，头面奇痒，百会跳动，印堂拘紧，舌尖发麻等一系列感觉；或者出现在沿任、督二脉循行部位有气流沿背正中上行到头，沿胸部、腹部正中下降而循环周流的感觉。古人把在任、督二脉循行部位上出现的上述反应，称为小周天，河车搬运，还精补脑等。一般来说，当出现上述真气效应时，全身其他部位的及病灶部位的气感反应，也达到了高峰期。随着神静程度的进一步加深，气感反应除在特殊部位（如手足心、百会、丹田）较稳定的存在之外，其他部位的反应便渐趋平复，而转为整体全身的反应。在气感反应正处高峰期时，要防危虑险，正确对待气感，对气感反应既不能追求，也不必恐惧，不要把治神治疗的目的放在追求感觉上，不然的话，真气就不会继续壮大，疾病也不会得到根治。

（二）整体的感觉

一般来说，通督以后，随着神静程度的加深，除丹田、会阴、百会、涌泉、劳宫在一定阶段内还有较强气感外，身体其他局部的感觉慢慢平复，而出现身体整体的暖、凉、大、小、轻、重等感觉。所谓暖，即治神修炼时，全身如春日沐浴，温暖舒适，心情愉快；所谓凉，指治神修炼时感到如漫步皎月下，心胸开阔，清爽宁静；所谓大，指治神修炼时感觉到自身躯体高大无比，势如山岳，顶天立也；所谓小，指治神修炼时感到形体无限缩小，渺小无比。这些感觉，都是在神静程度较深时，所表现出的真气活跃稳定，经络通畅，机体整体性加强的反应。

（三）虚的感觉

虚，就是虚空，指治神修炼时感觉到全身形体空虚，或者不存在的现象。这是继全身内环境稳定，自身整体性增强后，机体与自然环境生物电磁感应增强，出现协调同步的现象。这个阶段，神静程度已达到“恬淡虚无”的境界。

（四）觉明

觉明，就是指治神修炼时脑海里映现出光明的景象。一般来说，刚开始出现光明感时，一闪而过，不稳定，随着神静境界的稳定深入，光明感也渐趋稳定，更加明亮，有时形如日月，有时如星光闪烁，颜色有时也呈现黄、白、红、蓝、绿、紫等五彩之色。古人把出现的较稳定的光明感，或称“阳光二现”“阳光三现”，或称“虚室生白”。这标志着治神修炼进入了新阶段。

（五）内景

内景，是指治神修炼到一定程度后，继光明感之后在脑海里出现图象的景象。这些内景图象，包括自然景物、人物和一些怪离景象。对待自然景象，有主张将意念定守于内景上。对于人物和怪景，古人有一致的处理方法，这就是“对境无心”“见怪不怪，其怪自败”。意思是对待这些干扰静境的幻景，应不理不睬，一心静定，幻景自会消除。而不可将幻景信以为真而入于魔境。

以上是一般层次中，治神治疗时出现的反应，并不是说神静的境界及真气的效应就到此为止。功夫是无止境的。至于更高的境界，古人认为继续使神由静入定，定久生慈，有待于修炼者去印证。

二、退病反应

这类反应是治神治疗过程中，随着神静的深入，真气在祛邪外出时疾病的症状发生的变化反应。这类反应因患者身体、疾病的差异，主观感觉反应也千差万别。通过临床观察，将它们按其特点归纳为以下几种。

（一）正向退病反应

这类反应是患者治神治疗时主观上感到疾病的临床症状比练功前减轻。如疼痛缓解，腹胀减轻，感冒减少，睡眠安稳，食欲旺盛等。这类反应患者容易理解，也容易接受。

（二）反向退病反应

这类反应是在治神治疗时，患者主观上感觉到疾病的临床症状比治疗前加重。如疼痛加剧，水肿增加，血压升高等。这类反应患者往往不易接受。作为医生必须分清是治神方法不当引起的不良反应，还是正常的退病反应，以便正确指导患者进行治疗。

一般来说，反向退病反应有以下几个特点：①这类反应一般随着气感的活跃，疾病反应也强烈，一般出现在治神治疗十天以后一月以内。②这类反应多表现为进行治神修炼的过程中反应加重，停止修炼休息时又减轻。③这类反应随真气所在部位而在该部位出现。如：胃病、肝病的患者，在意守中丹田时常有胃区、肝区疼痛反应；冠心病患者，多在真气通过督脉上达夹脊时心前区有发沉发闷的感觉等。这类反应大部分停留时间短，一般快的继续治神修炼一次便消失，慢的坚持修炼和治疗四五天就消失，并且随着反应的消失或减轻，原有疾病也有不同程度的治愈。④这类反应有时好时犯、重复出现的现象。但每次重复出现，一次比一次轻，疾病也趋于治愈。这是真气不充足，慢慢祛邪外出的现象。总的来说，只要判断准确是退病反应，处理的准一方法就是增加治神修炼的时间和次数，充分调动真气早日祛邪外出。有的患者一出现这种退病反应，不加判断就认为是不良反应而停止治疗，结果不但疾病得不到治疗，甚至也因反应长时间滞留而造成了痛苦。

（三）变向退病反应

这类反应是指患者在治神治疗期间出现新的疾病症状。随着进一步治神治疗，新症消失，旧的疾病也得到治愈。例如有的肝炎患者，治疗期间出现皮肤湿疹；有的阳痿病人，治疗期间出现尿浊；下肢静脉曲张的病人，治疗时出现下肢水肿等。这类反应一般表现为由内向外的特征，也是祛邪外出的一类反应，处理方法同反向退病反应。

（四）隐性退病反应

主要是在治神治疗时患者感觉反应不大，疾病症状变化不明显。这类反应常出现在一些反应迟钝的患者，或体质较弱，患有器质性病变，久蕴湿郁，血瘀入络的患者。这类患者除用针刺治神治疗外，应配合服用补元气、通经络的中药进行治疗。

三、不良反应

（一）杂念繁多

对于治神修炼者来说，初期杂念多是正常现象。一般通过一段时间的修炼，杂念就会减少，逐渐进入神静气动的状态。但是有一部分患者，虽然修炼时间很长，治神修炼时仍然杂念纷至，神不能安静，这就是不良的反应。古人把这形似神静而实杂念繁多的状态，形容为“坐驰”，又叫“散乱”，认为这种状态对身心健康无益。如果出现这种反应，必须查清原因，即时纠正，不然就进入不了神静气动的状态，起不到治疗疾病的效果。

通过临床观察，患者杂念不易排除的原因有以下几种情况。

（1）方法不当，急于求成。克服杂念有一个循序渐进的过程，如果一开始就急于使杂念明显减少，过分去克制，反而使心情急躁杂念越多。这个问题如不及时纠正，往往治神修炼很长时间，而收效甚微。

（2）治神修炼到一定程度，会出现杂念复生的现象，这是由于真气活动稳定后，气感减少，对意念的吸引力减弱，出现神无所依、杂念复生的现象。如果不及时引导，让神皈依于虚静境界中，往往会导致中途出现“坐驰”现象。

（3）杂念繁多的另外一些常见原因是患者治疗期间受到精神刺激、有思想负担等，所以，医生也要帮助患者排除这些不良因素的干扰。

（二）昏沉困顿

昏沉困顿是指患者在治神修炼时出现头好低垂，意识昏沉，似睡非睡，甚至入睡的现象。睡眠和治神修炼时的神静是两个截然不同的状态。睡眠时意识对周围的环境反应迟钝，而神静状态下意识是清醒的，对周围的反应十分灵敏。睡眠不等于治神时的静，治神时昏沉入睡就收不到神静状态调动真气治病的特殊效应。所以，必须纠正这个不良反应。治神修炼时排除杂念使神入静，还必须保持神的收集中，不可过分放松。否则，很容易出现昏沉入睡现象。另外，出于锻炼时间过多，或由于其他原因过度疲劳，修炼时也容易出现昏沉。这就要求治神治疗时自我修炼要循序渐进，并适当减少其他一些耗损体力的活动，保持充足的睡眠与休息。还有采用卧式针刺治神的患者也容易入睡，在留针过程中，随时行针以增强患者神的集中力。另外，对于容易入睡的患者，治疗前指导其做一些头面五官按摩法，以清醒头脑，然后再进行治神治疗。

（三）头痛头胀

在治神治疗中或治疗后出现头痛头胀，不一定都是不良反应。一部分可能由于头痛有隐患，治疗中真气冲击病灶，可能会出现头部疼痛不适，大多数治疗完毕后疼痛就消失或减轻，或坚持继续治疗一两次就消除。但也有部分患者，治疗后头痛头胀久久不能消失，就属不良反应，应当查清原因，及时纠正解决。一般常见原因有：①治疗前情绪紧张，治疗中意守强度过大；②呼吸用力过猛，尤其是吸气过长，停闭时间较久；③自行过分向上导引。纠正的方法是结合具体情况，调整修炼方法。另外，还可采用点按头维、太阳、风池等穴位来纠正，也可指导患者进行头部自我按摩加按摩涌泉穴来解决。

（四）口舌干燥

治神治疗中呼吸过长，用意过重，或治疗期间精神受刺激，情绪烦躁，久久不能排除，而勉强进行治神锻炼，都会引起火盛伤津，而导致杂念多，口舌干燥的不良反应。纠正方法是：①排除不良的情绪干扰，放下思想负担，加强神的入静程度；②调整意念呼吸，纠正不当方法；③每天加练咽津功四至五次（见第三章）。

（五）失眠

有的患者，在没有治疗前睡眠正常，通过一段时间的治神治疗后，反而出现了失眠现象。出现这种现象的原因，一部分是通过治疗身体得到改善，精力充沛，睡眠都会减少，这属正常现象，古人所谓"神足则不眠"就是指此而言。另一部分是由于精神受刺激而暂时兴奋，或是治神治疗中长期昏沉入睡而造成不同程度的失眠，并往往随失眠而出现疲乏倦怠等症状。纠正方法是首先静心，消除兴奋因素，放松思想，纠正治神修炼中的入睡现象。另外，还可加站桩锻炼，晚上睡前按摩涌泉穴。

（六）胸痛、胸闷

在治神治疗时出现胸痛、胸闷，应当分清是退病反应，还是由于治神修炼时方法掌握不当引起的不良反应。一般来说，有心肺胸部疾病的患者，治神治疗时，真气冲击病灶可能会出现短时间的胸部不适感，这是正常现象，坚持治疗，反应可自行消失。如果不是退病反应，应即刻查清原因，进行纠正。临床常见的原因，是修炼时姿势不当，对“含胸”不理解，过分含胸或挺胸，以致气机郁滞，引起胸痛、胸闷。另外过分深长呼气或追求停闭呼吸，也会导致胸痛、胸闷。纠正方法首先是调整修炼的姿势，更换呼吸方法，使其自然。另外，还可用六字诀中“呵”字、“嘘”字诀进行纠正，也可配合摩胸、摩肋等方法。

（七）心悸、气短

治神治疗过程中，少数人出现治疗中或治疗后心悸心慌，不易平静的现象。通过临床观察常见原因有以下几方面：①患者刚进行过比较剧烈的活动，不等呼吸平稳、心情平静就仓促治疗，往往在治疗中出现心悸、气短现象。②治疗完毕后，患者不等呼吸意识恢复正常，就猛然起立，也会造成心慌。③患者在治神中途，外界有人打扰，或受到惊动时，也容易引起心慌不安。解决办法是慢慢自我暗示不要紧张，休息放松一会儿就可自行消除。

（八）周身疲乏

在治神治疗的过程中，少数人治疗后感到疲乏无力。有些是疾病即将治愈的前兆，不属不良反应，如果疲乏连续几天还不消除，就得询问患者查清原因及时纠正。一般常见原因：一是方法掌握不当，如身体虚弱，练功太多，或者体弱而以站式进行治神修炼，都会引起疲乏；二是不注意练养结合，如有些患者通过一段时间治疗后，感到精力充沛，不知道应归神于虚无，静心保养，蓄积真气，而增加了工作学习等活动，致使刚恢复的真气又复耗损，便感到疲乏无力，还弄不清是什么原因。只要掌握好修炼的强度，并注意练养结合，就可消除疲乏。

第三章 无极针法选穴法

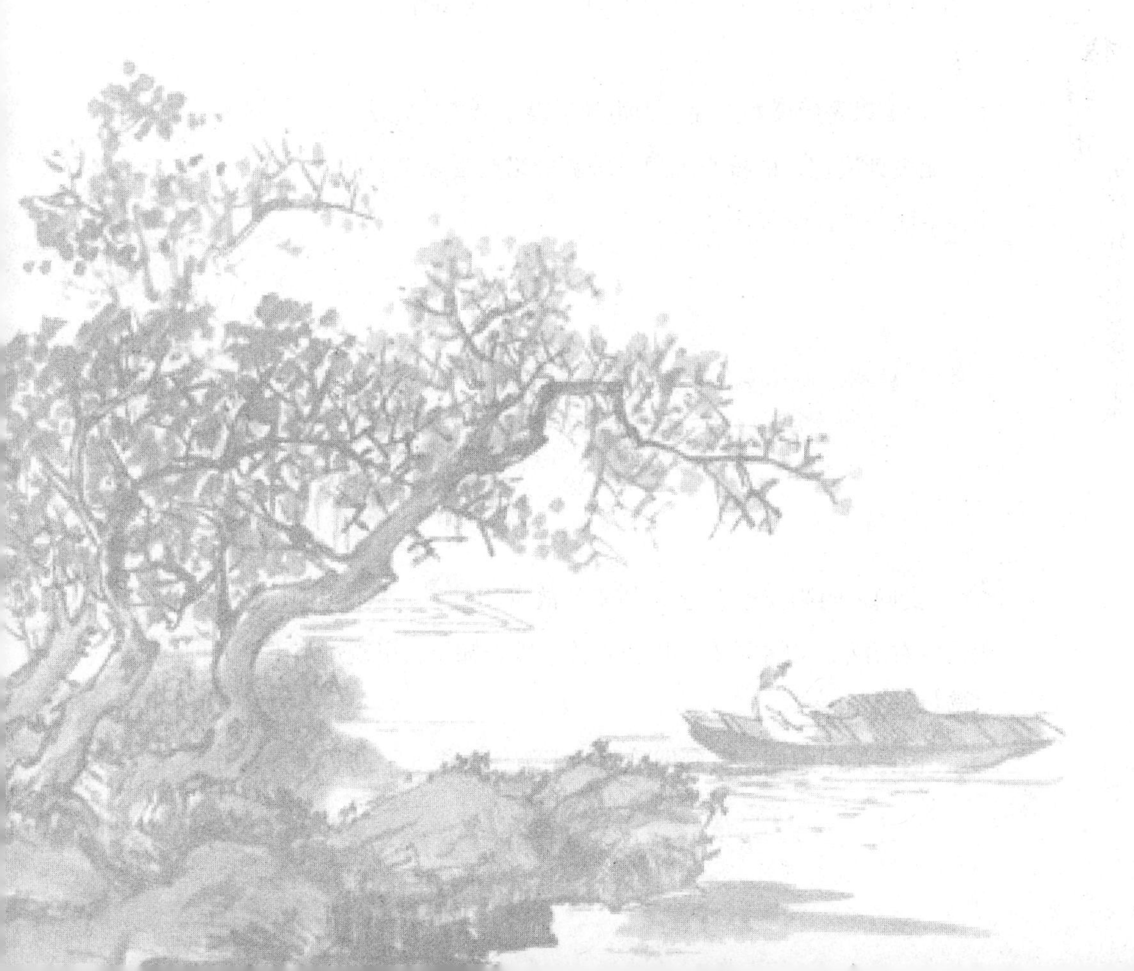

无极针法选穴法则，继承传统针刺选穴法，遵循以下法则：

（一）以《内经》阴阳平衡思想为主导，设立阴阳平衡选穴法。

（二）以《内经》取类比象思维为指导，设立取类比象选穴法。

（三）以古代内丹术的丹田学说结合中医四海、三焦及肾间动气的理论，设立三焦取穴法，作为无极针法针刺治神的主穴选穴法。

（四）以“病之于内，必形诸于外”的理论为根据，设立体表阳性变化选穴法。

（五）以穴位全息理论与中医脏腑经络理论相结合，设立全息选穴法。

（六）以先后天八卦理论为指导，设立易象选穴法。

无极针法选穴的核心思想是脏腑经络与易象全息相互结合的选穴法，下面分别详细叙述之。

第一节 阴阳平衡选穴法

《素问·阴阳应象大论》中言：“故善用针者，从阴引阳，从阳引阴，以右治左，以左治右，以我知彼，以表知里，以观过与不及之理，见微得过，用之不殆。”

《内经》中缪刺与巨刺即是阴阳平衡理论指导下的具体针刺方法。

《灵枢·官针》曰："凡刺所九，以应九变……八曰巨刺，巨刺者左取右，右取左。"《素问·缪刺论》中云："邪客于经，左盛则右病，右盛则左病，亦有移易者，左痛未已，而右脉先病，如此者，必巨刺之，必中其经，非络脉也。"

阴阳平衡选穴法在传统取穴及实践中亦常有应用，如颈项病取承浆，咽喉病取大椎，乳房病取天宗，腰部病取腹部穴，腹疾取腰部穴。阴阳平衡选穴法经典的应用当属俞募配穴法。

《内经》中阴阳平衡理论指导下的取穴原则及巨刺、缪刺理论，在今人王文远的平衡针法及周尔晋的X形取穴法中有进一步的拓展。

下面举例介绍周尔晋先生的几个人体X形取穴的常见病配方。引用周先生的图片如下，以供读者选用，并感悟与印证《内经》的阴阳平衡理论，详细内容可参阅相关资料。

1. X 形法治疗肩周炎及肩伤（图 4）

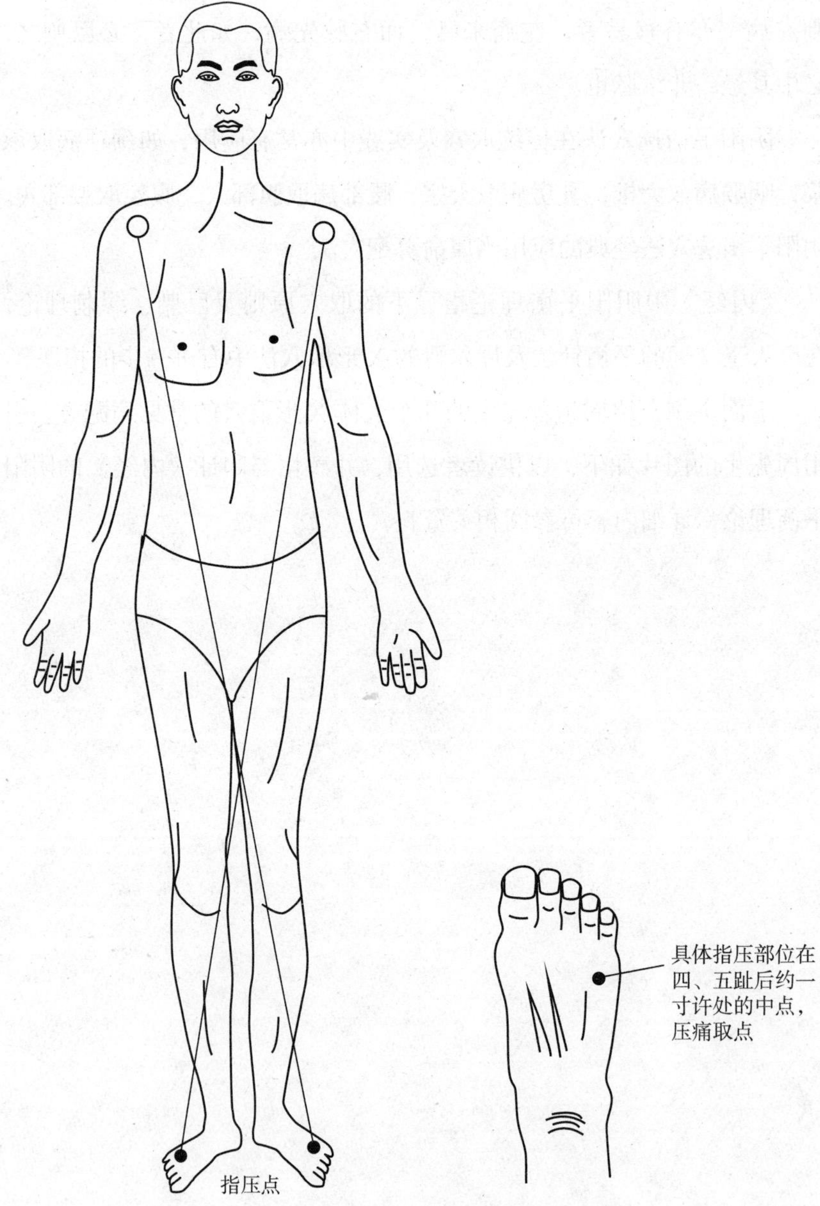

图 4　X 形法治疗肩周炎及肩伤示意图

注：右肩取左脚，左肩取右脚。

2. X 形法治疗胸伤（图 5）

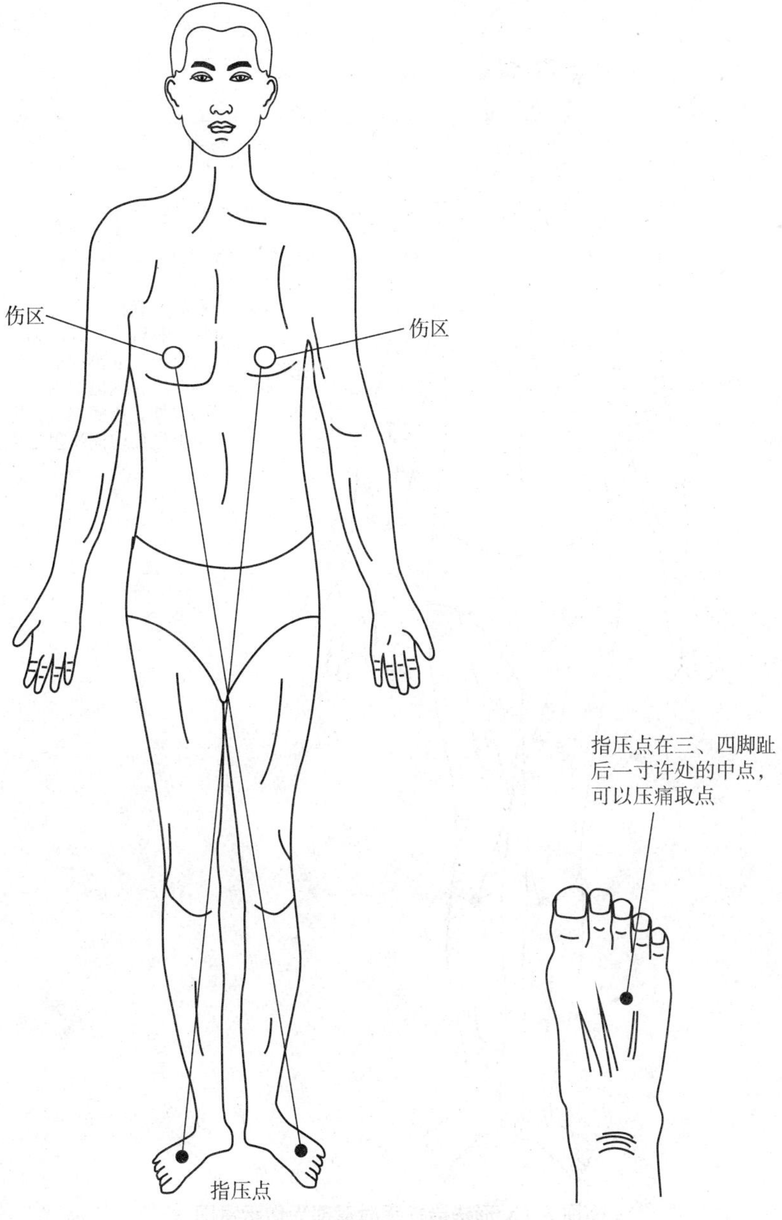

图 5　X 形法治疗胸伤示意图

注：右胸取左脚，左胸取右脚

3. X 形法治疗手肘弯部受伤（图 6）

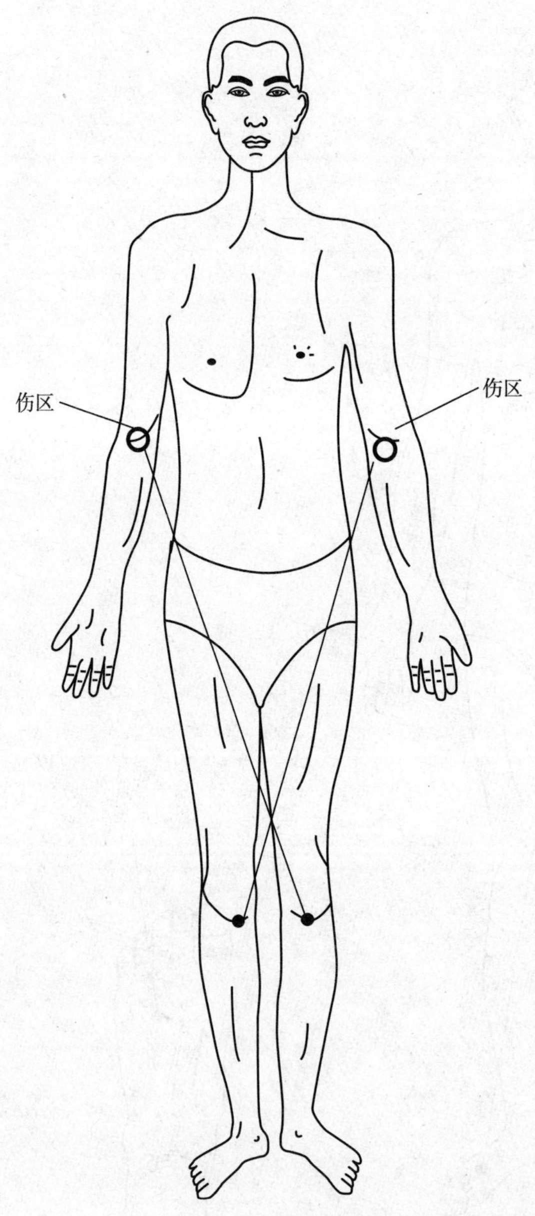

手肘弯受伤，左臂取右腿，右臂取左腿的相应点指压。前侧取前，后侧取后，内侧取内，外侧取外，压痛取点，即哪里最痛取向哪里指压

图 6　X 形法治疗手肘弯部受伤示意图

4. X 形法治疗坐骨神经痛（图 7）

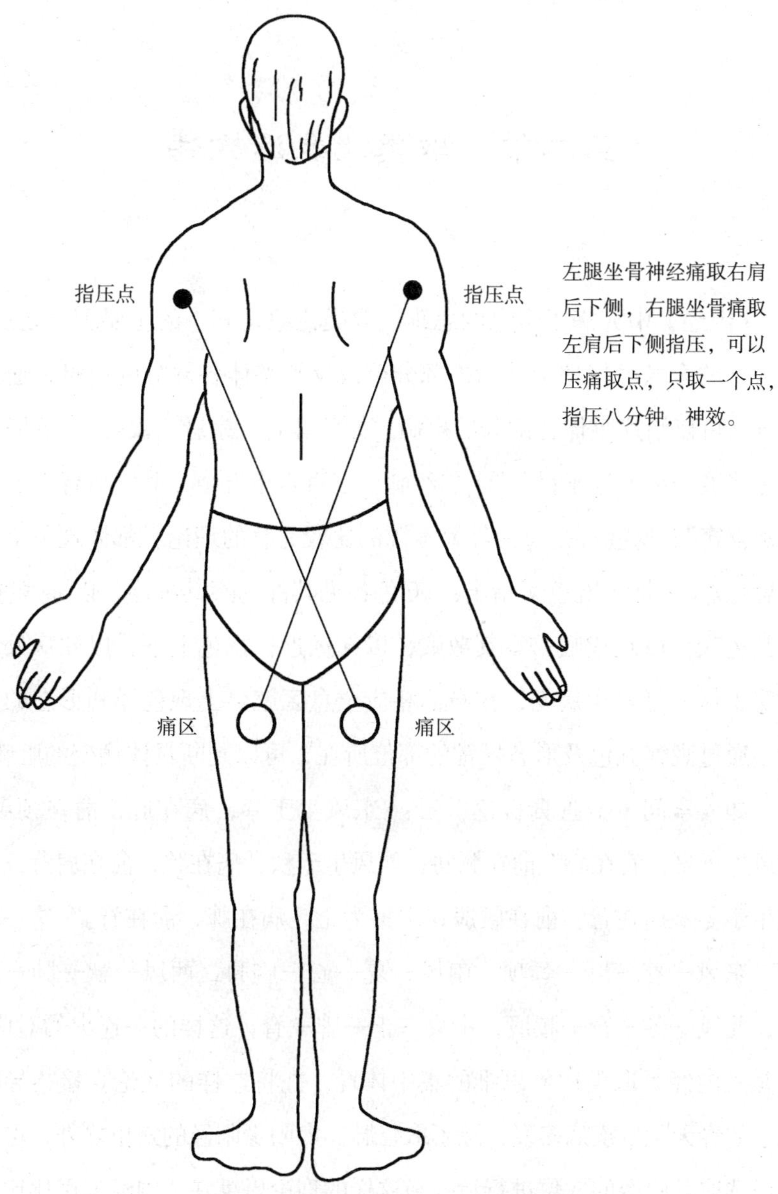

图 7　X 形法治疗坐骨神经痛示意图

除了 X 形取穴法外，平衡针法也是《内经》从阴引阳思想的延伸，读者可以自行参照学习。

第二节　取类比象选穴法

《内经》中充满了全息的思维，取类比象是其中的主要理论之一。中医学的全息思想理论认为，部分可以反映整体各部分的信息，通过部分又可以治疗整体各部分的疾病。如“耳者，宗脉之聚也”“五脏六腑之津液，尽上渗于目”“十二经脉，三百六十五络，其气血皆上于面而走空窍”，这些都是《内经》本源的比较完整的理论，都体现了全息的思想。《灵枢·五色》指出：“五色各见其部，察其沉浮，以知浅深；察其色夭，以观成败；察其散败，以知远近；视色上下，以知病处。”说明人体一旦发生病变，在身体相应全息区就会出现色泽和形态的变化，通过观察五色及形态异常的部位所在，可以判断具体病变的脏腑。

如《素问·金匮真言论》云：“东风生于春，病在肝，俞在颈项；南风生于夏，病在心，俞在胸胁；西风生于秋，病在肺，俞在肩背；北风生于冬，病在肾，俞在腰股；中央为土，病在脾，俞在脊。”这一段中，东风—春—肝—颈项，南风—夏—心—胸胁，西风—秋—肺—肩背，北风—冬—肾—腰股，中央—土—脾—脊，这样的一连串的对应，正是《内经》取类比象思维的集中体现，并将这样的理论直接指导临床。如春天颈肩疾病多发，除了取督脉、太阳少阳经的穴位之外，可以考虑选取肝胆经的穴位进行治疗。这样的理论思维在《内经》里比比皆是，也可以指导临床实践。

取类比象思维在现代针法中应用广泛，试举以下两例。

一、董氏奇穴

下面引用一段左常波老师对于取象比类思维的理解感悟。

人在胎儿时期，身体是蜷曲的，身体从躯干中间处呈折叠状态（大体如此），头颅埋下去，与小腹部重叠，这是一种先天的状态。与此同时，两只小手是握固的，大拇指蜷下去，折叠在手心里了。此时，我们再看看，在手呈握固状态下，大拇指、第一掌骨、第二掌骨、食指这一部分，所呈现出来的“象”，到底像个什么？其外形神态粗略望过去，也像个母胎中的婴儿：拇指远端指关节是“头”，近端指关节是“颈椎”，第一掌骨是“胸椎”，这个婴儿在十二胸椎和第一腰椎处折叠了，折叠处是“灵骨穴”所在，此处相当于人体的“命门”，用手触摸此处，恰恰可触及一条小动脉（桡动脉掌浅弓分支）在搏动，在此先天的微象上，恰与“肾间动气”暗合，在实际的身体上，神阙穴深层可触及腹主动脉的搏动，是不是颇有味道？在大叉穴进针的体表投影点处，其外形像不像人的“肚脐”？接下来，再看第二掌骨，从近心端到远心端依次看去，应该是腰椎和骶椎。第一、第二掌骨之间的肌肉，对应着折叠在一起的胸腔、上腹部、盆腔的器官（这样看来，灵骨、大白是刺在人的“盆腔”里了，此处是丹田所在，所以温阳补气作用极强，又可治疗妇科病。这样解释是不是比用第二掌骨侧全息来理解灵骨、大白的作用更有说服力？再看看合谷穴在此先天微象中所处的特殊位置，是不是更加有助于理解合谷穴的广泛而重大的临床意义？如果仅仅从十二正经的角度理解，无法准确解释：为什么偏偏是大肠经的原穴，而非别的经的原穴具有如此重要的大机大用）。

第二掌指关节接合处，是髋关节；食指的三个指关节，从近心端到远心端依次排列分别为：大腿、小腿和脚。在另外一个“象”的设置中，食指对应人体上肢，这是否有矛盾呢？非也！人体的“象”是重叠的，就像生命的本质规律是非线性的一样。经过临床验证，在食指相应处运用“应象针法”，真的能够上下肢体同治。

举个例子，在一次妇科病学习班上，现场处理了一个病例：某男，三十余岁，头皮瘙痒难耐，皮屑很多。思考：①病位在头（大拇指远端指关节背面，指甲后面对应后头、头顶）；②在皮（肺主皮毛，此处为肺经所过）；③痒（此乃风象，治风先治血，血去风自灭）。故在此处找皮里肉外细小皮络紫筋放血。当场止痒，次日头皮屑大大减少。

大叉穴进针方法，即针尖透过合谷穴，对准桡动脉掌浅弓分支搏动处（相当于“肾间动气”）进针，针尖抵达灵骨穴附近。相当于从神阙穴进针，直抵命门穴“肾间动气”处。此穴经过数百人次的临床验证，确能振奋肾间动气，很多人会感觉到从骨头里面向外透热，气势雄浑。否则怎敢与大家分享呢？我说过，做学问就像做人一样，实实在在，清清楚楚，明明白白。大叉穴临床针刺手法，另有特别讲究，得遇有缘者、有心者，我会倾囊相授！依据董公命名习惯，我把独立发现的此穴称为“大叉穴”。其实，在我更深层次的精巧构思中，我更倾向于命名为“乾元穴”，姑且把前者当作此穴的“小名”，后者当作其“学名”吧！因为，与此相应，我发现了一对更有趣的“坤元穴”，针刺后，在人体上出现如太极般盘旋不已的气机反应。“乾元穴”与“坤元穴”相配，独得天然之妙。

当然，我认为上乘的针法，不刻意求“气”和求“炁”，而在于求“机”，一派天真自然。经云：机之动，不离其空，空中之机，清静而微，其来不可逢，其往不可追。令我回味久久。

针灸治病，实质上是调动人体的元气来达成目标的，当把病治好了，要引气归原，把散布全身的阳气收回来，收到丹田，这叫刀枪入库，休养生息。此时，用董氏奇穴的火连穴来收手，中节合拍，恰如其分！下针片刻，甚至不到一分钟，全身的温热就消失，只有丹田里面暖暖的。令病人神守天息，复入本原，命曰归宗，念念在兹，如鸡抱卵，如龙养珠，此法久持有大效。为何会如此设计呢？因为火连穴恰与十二正经的脾经原穴太白相当。看一下太白穴，属于阴土经（脾经）之真土穴，土主纳化，静以守位，只有以土来伏真阳之火，才能真正发挥潜阳的效应（足三里，是阳土胃经之土穴，阳主动，引气归原、伏火作用远逊于太白，临床验证，确实如此）。这有点像四逆汤中大量炙甘草的作用。我在想，所谓的"火连穴"是否可以当作"火敛穴"看呢？因为，在董公的平素口音里，此二穴发音一样。就像董公当年的"建中"穴，叫来叫去，就成了现在书上的"肩中穴"啦！进一步大胆推测，所谓的"火菊穴"是否可以当成"火聚穴"来用呢？我临床试过，有点意思。

临床选取最佳穴位时，既要考虑横向对应，又要考虑纵向对应，并在纵横交叉点上取穴，这样可取得较好的效果。

这样的思维在董氏穴位中很常见。

比如说董氏马快水穴、马金水穴都可以治疗泌尿系统疾病，相当于《内经》面部全息的肾脏部位，两个脸颊与两肾相似，所以周围几个穴位就可以利水。

而这个形象倒过来，又相当于人体两个肺和气管所在。所以水通穴、水金穴就可治疗咳嗽气喘，而有奇效。

又如董氏双龙穴治疗乳腺疾病，就是因为两穴在阳明经的循行线上，阳明经又贯通乳房，而双膝取象于人体的乳房，所以针刺后有明显的效果。

同样，人的手掌中，大、小鱼际取象于人体的两肾，所以在手针中，大陵穴的上方，手掌的根部居于手八卦中的坎位，可以治疗肾与泌尿系统的病；反过来又可以取象两肺与气管，可以治疗咽喉和气管等疾病，往往一针见效。

诸如此类，结合经络循行和人体各个部位形象上的比类，可能会发现更多的神奇穴位。

二、阴阳九针

按照取类比象的思维，余浩先生创制的阴阳九针，大拇指对应于人体的躯干，其余的四指对应于人体的四肢。食指和中指对应于人体的上肢，无名指和小指对应于人体的下肢。大拇指的阳面的正中线对应于人体的督脉，大拇指阴面的正中线对应于人体的任脉。指尖对应于人体头部，掌指关节部对应人体的骶尾部。余氏所创立的阴阳九针，在临床上应用广泛。读者可自行参考学习。

第三节 三焦选穴法

三焦选穴法，即是通过中医四诊，确立疾病所在上、中、下三焦的位置，然后根据病位，选择任、督二脉循行线上与三丹田、三关等关系密切的穴位，作为针刺治神的主穴。

一、《难经》的三焦理论

《难经》是在《素问》《灵枢》基础上提出八十一个问题进行重点讨论，然后归纳成书。

（一）三焦“有名无而形”

《难经》言三焦“无形”者，凡二见。《难经・二十五难》有云：“有十二经，五脏六腑十一耳，其一经者何等经也？然，一经者手少阴与心主别脉也。心主与三焦为表里，俱有名而无形，故言经有十二也。”《难经・三十八难》又云：“脏唯有五，腑独有六者，何也？然，所以腑有六者，谓三焦也。有原气之别焉，主持诸气，有名而无形。其经属手少阳。此外腑也。故言腑有六焉。”可见，《难经》认为三焦“有名而无形”。

（二）三焦为“原气之别使”

《难经・六十六难》云：“脐下肾间动气者，人之生命也，十二经之根本也，故名曰原；三焦者，原气之别使也，主通行三气，经历于五脏六腑；原者，三焦之尊号也，五脏六腑之有病者，皆取其原也。”

可见三焦虽“有名而无形”，却是生命的“原”动力的通道。原气亦为十二经脉之根本，每一经都有原穴与三焦相应，可治其五脏六腑。

《难经・六十二难》中云：“脏井荥有五，腑独有六者，何谓也？然腑者阳也，三焦行于诸阳，故置一腧，名曰原，所以腑有六者，亦与三焦共一气也。”

五脏五输，井、荥、输、经、合也，六腑六输，井、荥、输、原、经、合也（详见《灵枢・本输》）。腑有六输者，以五腑之外，又有三焦一腑，故多置一原穴以配之，此亦与三焦共一气也。

（三）《难经》中的三焦针法

“上焦者……其治在膻中。”膻中，为任脉的穴位，能调理原气，故为“气会”。又是心包经之募穴，能够理气行血，主治上焦心肺病。

“中焦者……其治在脐旁。”肓俞位于脐旁五分，是足少阴肾经的穴位，能够调补肾中原气。

“下焦者，治在脐下一寸。”阴交为任脉穴，在脐下一寸，正为肾间原气所居之处，刺之能调补下焦原气，通利小便。原穴配背俞穴可以补益元气，调理下焦。

道家的雷火神针就是在肓俞穴启动命门真元后，再配合其他针法进行治疗。无极针法的混元一气针法就是通过肓俞、阴交、公孙启动冲、任、督等奇经八脉的起源点，胞中的元气即肾间动气，然后通过飞龙针法调通任督，一气周流调整阴阳的方法。

二、丹田学说

丹田是元气在运行过程中抟聚的部位及精气神转化的场所。

（一）丹田的起源

“丹田”一词，出现较早，最早是单指下丹田而言。虽说《素问·本病论》中有“神游上丹田”之说，但此为遗篇，后人认为系北宋刘温舒补入，尚不足为据。一般来说，“丹田”一词在东汉后期开始被引用。桓帝延熹八年（公元 165 年）祀老子时，边韶写的《老子铭》就有“存想丹田”的语句。同年祀王子乔墓时，蔡邕写的《王子乔碑》中也有“覃思以历丹田”一语。稍后的大医家张仲景在《金匮要略》中也提到“以丹田为热”。而下丹田之说，可能渊源于《难经》的命门肾间动气之说。《难经·八难》中说：“诸十二经脉者，皆系于生气之原。所谓生气之原者，谓十二经之根本也，谓肾间动气也，此五脏六腑之本，十二经脉之根，呼吸之门，三焦之原，一名守邪之神，故气者，人之根本也。”又《难经·三十九难》中云：“命门者，谓精神之所舍也，男子以藏精，女子以系胞，其气与肾通。”这种命门乃肾间动气之说，可以说为丹田学说直接起了奠基作用。正如唐·杨玄操在注《难经·六十六难》中所提出：“脐下肾间动气者，丹田也。丹田者，人之根本也。”这个丹田，即后来的下丹田。

丹田原只指下丹田，但三国时葛玄在《老子节解》注第七章“天长地久”时说：“天长者，谓泥丸也，地久者，谓丹田也，泥丸下至绛宴，丹田上升行一，上下元气，流离百节，浸润和气，自生大道毕矣，故曰‘长生’。”此中的泥丸、绛宴、丹田，在其侄孙葛洪《抱朴子·地真篇》中明确指出该处为上、中、下三丹田。其中写道：“或在脐下二寸四分，为下丹田；或在心下绛宫，金阙，为中丹田，或在人两眉间却行一寸为明堂，二寸为洞房，三寸为上丹田也。”《灵枢·海论》指出，“脑为髓之海”“胃为水谷之海”“膻中为气海”。这些理论可能与上、中丹田的起源也有着密切关系。

（二）丹田的位置

上、中、下三丹田的具体位置，历代养生书籍论述不一，后世养生家也多有争议。有的以印堂穴为上丹田，也有的以百会穴为上丹田；有人以膻中穴为中丹田，有的以巨阙穴为中丹田；有人认为命门是下丹田，也有人认为气海或关元为下丹田。根据中医四海、肾间动气等理论，结合内丹修炼者的体会，就可以看出，古人描述的丹田不在于点，也不在于体表，而是躯体深处的空间范围。治神修炼者初期会感觉到有真气抟聚，功深时内视则有明点存在。所以笔者认为，上丹田泥丸宫在头脑深部正中的空间范围，与印堂、百会、脑户、风府等穴关系密切；中丹田在胸部正中深处一空间范围，与膻中、巨阙、神道等穴关系密切；下丹田在脐下腹部深处的空间范围，与神阙、关元、气海、会阴、命门等穴关系密切。

（三）三丹田的生理功能

关于三丹田的生理作用，最早在魏晋时期的《黄庭经》中就有系统的论述，后世养生家各有发挥。

上丹田泥丸宫。《黄庭经》云："脑神精根字泥丸……一面之神宗泥丸。"又说："至道不烦诀存真，泥丸百节皆有神……但思一部寿无穷，非各别住居脑中。"可见，泥丸是人身精之所居，存思泥丸，不但可以协调头面五官的功能，还可以延年益寿，开发智慧。

中丹田绛宫，又名心中。《黄庭经》云："六腑五脏神体精，皆在内心运天经……""心典一体五脏王……""心部之宫莲含华……主适寒热营卫和……""调血理命身不枯，外应口舌吐五华……"可见，存思中丹田，具有调血脉、适寒热、和营卫的作用。

下丹田，又名脾中。《黄庭经》载："脾部之宫属戊己……主调百谷五味香，辟却虚羸无病伤……"又说道："上有魂灵下关元……后有密户前生门……""或精或胎别执方，桃核合延生华芒……"桃核者，命门脐宫中的阴阳之精名。可见，存思下丹田具有运化水谷，通调六腑，营养全身，固精强肾的作用。

上述《黄庭经》中关于三丹田的作用，其实完全与《内经》的理论相一致，很可能就是来源于《内经》，只不过是把《内经》藏象理论通过意守三丹田，具体应用到治神养生治病上。

在传统的内丹术中，又认为上丹田主神，中丹田主气，下丹田主精，因此在治神的不同阶段，对三个丹田的应用，又当根据具体情况进行调换。

三、三关理论

在治神养生及针刺治病的过程中，真气在督脉中运行时，有三处较难通过的地方，叫三关，分别是玉枕关、夹脊关、尾闾关。《寥阳殿问答篇》说：“人之尾闾，在尻背上第三节……乃阴阳变化之乡，任督交会之处，丹书名曰尾闾关是也。人之脊背二十四节，上应二十四气；有关在二十四节头尾之中，一名双关直透顶门，此即夹脊关也。人之后脑骨，一名‘风池’，其窍最小而难开，欲开此窍，舌拄上腭，目视顶门，全仗神炉聚火，接续冲起，此关乃开——此关名玉枕。”这三关的具体位置是：尾闾关在腰椎第二节，即命门穴处，两旁有肾俞，内通肾及下丹田；夹脊关，在第五胸椎下神道穴处，即“二十四节头尾之中”，旁有心俞，内通心与中丹田；玉枕关，在第一颈椎顶端与脑相接处，在风府穴下，内通脑与上丹田。中医认为肾藏精，心藏神，脑为元神之府。可见，通过治神使真气贯通此三关，有促使精、气、神转化，加强三焦的联系，强化五脏六腑功能的作用。

无极针法三才动气针法，天部全息通玉枕，人部六针通夹脊，调胸背与心肺功能，地部六针通尾闾，调腰与下肢及下焦的功能。

四、治神主穴的选取

在任、督二脉循行线上，与三个丹田关系密切的穴位，即是无极针法治神的主要穴位，它们的功用与三丹田的功能既相互联系又相互区别。如印堂主治头痛目痛，眩晕失眠，急慢惊风等；百会主治中风，尸厥，宫垂，脱肛等；膻中主治哮喘咳嗽，胸痛呃逆等；命门主治头疼如破，脊强腰痛，赤白带，遗精白浊等；关元主治中风脱证，肾虚气喘等。可见这些穴位的功用与三个丹田的功能不完全相同。但是通过治神意守这些穴位，可以起到意守三丹田的作用，从而扩大了这些穴的功用。

针刺治神与上丹田关系密切的穴位如百会、印堂、风府，可以治疗头面五官疾病，及四肢阳经循行部位的病和中气下陷引起的病证；针刺治神与中丹田关系密切的穴位，如膻中、巨阙、中脘、神道等穴，可以治疗上焦心肺之疾，中焦脾胃之病及上肢阴经循行部位之病证；针刺治神与下丹田关系密切的穴位如神阙、关元、气海、会阴、命门等，可以治疗下焦肝肾膀胱及下肢阴经循行部位的疾病。另外，劳宫、百会、涌泉、会阴四穴是人体气血经脉交会的枢纽，在针刺治神法中作为排出邪气之通道，感于风者从上发散，感出寒湿则从下导出。

上述取穴法，在临床运用时，还必须明察病机，因其病情的转变而变换主穴。例如：冠心病属中医胸痹、真心痛的范围，中医认为是胸阳不振，心脉瘀阻。心藏元气虚是其病本，而心元气的来源是肾藏的元气。所以，临床治疗时，初期选巨阙为针刺治神的主穴，心绞痛缓解及发作减少后，即取关元为针刺治神的主穴，强化肾气。后期取命门、神道为治神主穴，以强化心藏元气。临床实践证明，针刺治神法，不仅对疾病近期疗效显著，而且最大特点是远期疗效稳定可靠。

第四节　体表阳性变化选穴法

因为人体存在着内脏－体表联系这一经络反馈原理，所以，内脏疾病会在相关的经络上出现痛觉过敏现象，这便是《内经》“病之于内，必形诸于外”的理论。因此对体表采用叩、压、摸、推、捏等切诊法来选取经穴，我们称之为体表阳性变化选穴法。可分为以下两种。①经络取穴：根据中医藏象学说和疾病时产生的疼痛以及牵涉痛部位，判断与哪一经有关或是哪一经络的循行部位，然后再用叩、压、摸、推、捏等法寻找感觉过敏、结节、色素、障碍阻力等阳性物和阳性反应点，即所取经络线上最佳穴位。②脊椎两侧取穴：足太阳膀胱经循行于脊椎两侧，五脏六腑的俞穴都在背部的膀胱经上。临床实践证明，脏腑有病，常会在相应的俞穴出现阳性物和阳性反应。这阳性物和阳性反应点就是最佳穴位。

一、阳性物和阳性反应

（一）阳性物

阳性物包括结节物、条索状物、泡状软性物和障碍阻力。

1. 结节物

结节物多为圆形或椭圆形物，大小不一。大的如蚕豆或更大些，小的如砂粒一样，通常以黄豆、绿豆和砂粒大小者居多，软硬程度不同，中等硬度占多数。边缘可辨清，与周围组织黏附较紧，活动性不大，按压时多有酸痛反应。

2. 条索状物

条索状物有长、短、粗、细之分。长者可有 10cm，短者仅有 0.5 ～ 1cm。粗的有铅笔杆大，多见于背部，细者如火柴棒或缝衣针。触摸时多呈中等硬度，边缘清楚，用力按压，有过敏感或酸、痛、麻木等不同反应。

3. 泡状软性物

泡状软性物多见于胸 5 ～胸 8 椎以及腰背、骶部两侧，一般呈圆形、椭圆形或长形，有些似短的条索状物，质软，触摸时有海绵样感觉，内似有气泡而滑动，无阻力或阻力甚小，类似皮下肿物样的特征，识别比较容易。

4. 障碍阻力

其特征是进行推诊时出现阻力感，前进受阻；或者局部组织张力突然改变，有明显松弛现象，呈现发空、凹陷感觉。临床实践证明，比较大的结节状物、条索状物、椎体变形，及肌张力的改变等，都可以成为障碍阻力。

（二）阳性反应

阳性反应临床一般表现为酸、痛、麻木，是检查中最常见的反应。凡阳性物，由于病情的不同，按压时可以出现不同程度的酸、痛、麻木等反应。这些反应患者平时一般没有感觉。

（三）其他异常改变

1. 椎体变形

椎体变形包括椎体棘突排列的各种异常变化。

（1）棘突凸出或变粗：伴有肌张力增加和压痛，椎间距离缩小。此种现象多见于脊椎病，或与相应脏腑的病变有关。

（2）棘突凹陷：多伴见附近肌肉松弛，有时椎间距离变宽，也伴有压痛，如在腰椎有此征，患者多有下肢疾病或痿软症。

（3）棘突偏向一侧：临床表现为偏左或偏右，附近肌张力改变。此征多见于脊椎疾病或相应脏器的疾病。

2. 叩诊音

叩诊时音响呈“痹呆音”（类似浊音）或空音，说明相应的脏器有了病变，或者与某种疾病有关。

3. 自我感觉的改变

患者感觉过敏或迟钝，对于诊断也有很大意义。如脾胃虚寒的患者，胃脘部常有发凉感；急性风湿性关节炎，局部皮肤温度较高，肺气虚及脾胃虚弱患者皮肤多粗糙不润。

二、体表与脏腑和疾病的相应关系

兹根据临床总结出来的脊柱两侧及其他部位与脏腑、疾病的关系，列表如下。

表 1　体表与脏腑和疾病的相应关系

脊椎或其他部位		反应脏腑及其病候
颈椎	1 ～ 4	眼、鼻、耳、舌
胸椎	6 ～ 7	咽喉、扁桃体、甲状腺、食管、颈部淋巴腺
	1 ～ 3	心脏
	1 ～ 4	上肢
	3 ～ 5	气管、支气管、肺、心
	5 ～ 6	胃及十二指肠、脾
	7	血管
	8	肝胆、高血压病、神经衰弱
	9	胰腺
	10	肾上腺
	11 ～ 12	小肠、大肠、胃
腰椎	1	直肠
腰骶椎		泌尿生殖器官
腰椎	4 ～ 5	下肢

续表

脊椎或其他部位		反应脏腑及其病候
骶椎	2 ～ 5	直肠、泌尿生殖器官
骶椎	1 ～ 3	
尾椎		外生殖器、肛门、会阴
项　窝		头部、眼睛
下颌骨下缘		肠胃、呼吸系统、淋巴腺
锁骨上下窝		呼吸系统、心脏、上肢
肩胛骨内缘		上肢
腰椎 1、2 与腰大肌交叉处		肾脏
腹股沟		生殖器官
耻骨联合上方及两侧		子宫、卵巢、输卵管
骶髋关节下方		下肢
髋关节周围		下肢
上腹部及两侧		胃、肝、胆、脾、胰

三、检查及取穴时的手法

检查取穴必须应用手法。一般先叩诊，再摸诊，然后推诊、压诊和捏诊，顺序进行。但在临床上，根据病情及医生的经验，选用几种手法检查即可，不一定五种手法都用，也不一定全身都做检查。

兹将五种手法检查操作方法、异常所见、检查部位、注意要点以及和疾病的关系概述如下。

（一）叩诊

1. 操作方法

右手食指、中指、无名指三指并拢，指尖平齐（如检查部位小时，也可用食、中二指），手指呈屈曲状，以手腕上下活动的力量进行弹叩动作。叩时，多由上而下，如叩脊柱先从胸椎向下叩至腰骶部。

2. 异常所见

有病变时可出现两种异常声响，一种是音调高，响度低沉而短的"痹呆音"；另一种是清脆且高的空音。

正常情况下的音响，胸椎两侧除胸椎 1 ～ 3 外，其他部位叩出的声音大致相同；腰椎两侧和骶椎两侧叩出的音调大致相似。只有当机体发生疾病或椎体有了异常变化，才能在这些部位叩出异常的音响。

3. 检查部位

以脊柱两侧为主，其次为胸腹部、鼻部。四肢用此法较少。

4. 注意要点

指端与被叩部位呈垂直，用力不能太大或不及，要求均匀，快起快落；叩诊时要与邻近部位上下、左右进行比较，以便鉴别正常或病变。

5. 与疾病关系举例

如胸椎 11 ～ 12、腰椎 1 出现痹呆音，表示胃肠机能不良，腹泻和便秘均可见到此音响。如腰椎 2 ～ 5 以及骶椎 1 ～ 4 出现空音，表示泌尿生殖系统疾病，肾气亏损之征，男性为遗精、早泄、阳痿，女性为妇科疾病。这些异常声响的部位，也就是治疗相应疾病的穴位。

（二）摸诊

1. 操作方法

用手掌触摸患者一定部位的皮肤，或用拇指、食指、中指触摸颈动脉及其他动脉搏动情况，或以一二个指头触摸阳性物，以鉴别其性质及形状。本法多与推、压诊同时应用。

2. 异常所见

皮肤湿润或粗糙，温度过高或过低，感觉过敏或迟钝等均为异常所见。可鉴别脉搏形状、快慢、充盈度、是否规则，鉴别阳性物形状、硬度和反应，摸触椎体大小，椎间距离宽窄。

3. 检查部位

以脊背为主，头、颈部、四肢也可进行检查。

4. 注意要点

认真对比检查部位的左右、上下，以鉴别正常或病态。

5. 与疾病关系举例

胃肠系统和内分泌疾病，常有皮肤粗糙现象；急性风湿性关节炎常见关节局部皮温增高；脾胃虚寒者上腹部皮温偏低，且觉发凉。

（三）推诊

1. 操作方法

以左手拇指，用恰当、均匀的力量向前推动。常与摸诊、压诊同时应用。

2. 异常所见

可发现结节物、条索状物、泡状软性物。

3. 检查部位

以脊椎两侧为主，其他部位也可用此法。

4. 注意要点

先轻推，再稍用力，最后重度推动。分别采用这三个步骤，是由阳性物分布的部位和浅深不同所决定的，否则不易达到检查的目的。

5. 与疾病关系举例

如胸椎 5 ～ 8 两侧发现泡状软性物，或其他阳性物，则表示胃有病变；颈椎 1 凸起，项窝肌肉肥厚，或有阳性物，表示眼睛有疾病；若腰、骶椎两侧及臀部发现阳性物，说明下肢患病。

（四）压诊

1. 操作方法

用一个或两个手指在一定体表进行按压，多与推诊、摸诊、捏诊并用。

2. 异常所见

根据病症及病程的不同，推压时可发现酸、痛、麻、木等阳性反应。

3. 检查部位

以脊柱两侧为主，头部、前胸、腹部、腹股沟、上下肢等处均可应用。

4. 注意要点

根据患者体质及部位不同，施以均匀的轻、中、重三种不同的压力，但不能用力过大，造成人为的假阳性反应，也不能用力过小，达不到检查目的。

5. 与疾病关系举例

如上腹部出现压痛，多为胃部疾病指征；两侧肋弓缘有压痛或触及肿块时，右侧多为肝病，左侧多为脾病；正光穴区出现结节物或压痛表示眼睛疾患。

（五）捏诊

1. 操作方法

用拇指、食指及中指呈钳状捏合操作。

2. 异常所见

可发现浅层或深部的各种阳性物，以及颈动脉搏动是否洪大。

3. 检查部位

腹部、腰部两侧、颈部、四肢等。

4. 注意要点

根据局部组织厚薄，用不同的手力，寻找深层组织中的阳性物及阳性反应。并且要与被检查的对称部位做比较。

5. 与疾病关系举例

如鼻翼的张力改变、发硬，表示鼻部疾病；下腹部两侧捏诊发现阳性物或阳性反应，女性多为输卵管或卵巢疾病，耻骨联合上方则为子宫或膀胱疾病。又如颈动脉搏动一侧明显大于另一侧者，表示与心血管病有关，也常是哮喘病或慢性气管炎的指征。

四、检查法的临床实用价值

本检查法除了作为选穴法之外，对疾病的诊断及治疗，均有其临床意义。

（一）诊断方面

1. 通过脊柱两侧及其他部位的检查，对于脏腑病变或机能不良，起到初步诊断作用。当然，进一步确诊，还要结合其他中西医有关检查方法。

2. 根据检查所发现阳性物多少、在体表的分布情况，以及按压时的反应，可以辨别机体变化情况和病变类型。如阳性物多，形状粗，性质较硬，按压时疼痛显著，或者出现麻木的，多提示病情较重，病程较长。

3. 有些疾病初期，自觉症状尚不明显，如胃肠功能不良和轻度屈光不正等，通过检查有时能帮助早期诊断。

4. 有助于认识疾病的本质。有些疾病的体征只有在检查时才能发现，平常患者感觉不到，而往往就是这些不易感觉到的体征却是疾病的本质所在。

（二）治疗方面

1. 阳性物及阳性反应区，即是针刺治疗的最佳穴位区，一般临床上对面积较大的阳性反应区及较大的阳性物，常采用梅花针重点刺激，加拔火罐进行治疗；对较小的阳性物及阳性反应点，则采用毫针针刺，用泻法。

2. 可以检验疗效，治疗后阳性反应由麻变痛，由痛变酸，表示病情好转；如阳性物消失，又没有阳性反应，说明疾病已治愈。反之，则表示病情没有好转，或趋于恶化。

3. 阳性物及阳性反应不是固定不变的，在治疗过程中要随其变化而调换针刺的位置。

第五节　全息选穴法

一、穴位全息律

张颖清在《生物全息诊疗法》中提出：人体任一节肢或其他较大的相对独立的部分的穴位，如果以其对应的整体上的部位的名称来命名，则穴位排布的结果使每一节肢或其他较大的相对独立的部分恰像是整个人体的缩小。并且，每两个生长轴线连续的节肢或每两个较大的相对独立的部分，总是对立的两极联在一起的。图 8 是人体大的节肢和其他一些大的相对独立部分的穴位全息律概图。在成为整体的缩小的每一节肢，长骨的位置相当于缩小了的整体的脊柱位置。事实上，每一节肢是一个以长骨为脊柱位置的立体的小整体。

根据穴位全息律，人体的任一节肢都存在着相同的穴位分布规律，并且，每两个相连节肢的结合处总是对立的两极联在一起。如上肢的肱骨与主体（躯干）的头穴相邻，所以在肱骨节肢远心端是头穴；同时，桡尺骨节肢、各掌骨节肢、各指骨节肢亦是远心端，是头穴，这些节肢的近心端是足穴。而下肢的股骨与主体（躯干）的足穴相邻，所以股骨节肢是以头穴端与主体相连，其远心端是足穴。相应地，胫腓节肢、足跖骨和趾骨节肢亦为近心端是头穴，远心端是足穴。各节肢的穴位分布都遵循着同一比例：头穴和足穴连线的中点是胃穴；胃穴与头穴连线的中点为肺穴；肺穴与头穴连线分为三等份，从头穴端算起的中间两个分点依次是颈穴和上肢穴；胃穴与足穴的连线分为六等份，从胃穴端算起的中间的五个分点依次是十二指肠穴、肾穴、腰穴、下腹穴和腿穴。整体上的部位可以更详细地划分，从严格意义上说，整体可以划分为无数的部位，从而在各节肢对应着这些无数部位的穴位也是无数的。上面所指出的穴位只是具有代表性的点，其他穴位则可以以这些穴位为参考确定。各节肢的各个部分对应着整体的各个器官和部分，这样，我们也可以不用穴位而用穴区来表示各节肢对应整体各器官和部分的区域。我们将人体的器官和部分，画在这些器官和部分在一节肢各自所对应的穴区中，这样，一个节肢就成为以长骨为脊柱位置的立体的小整体了。

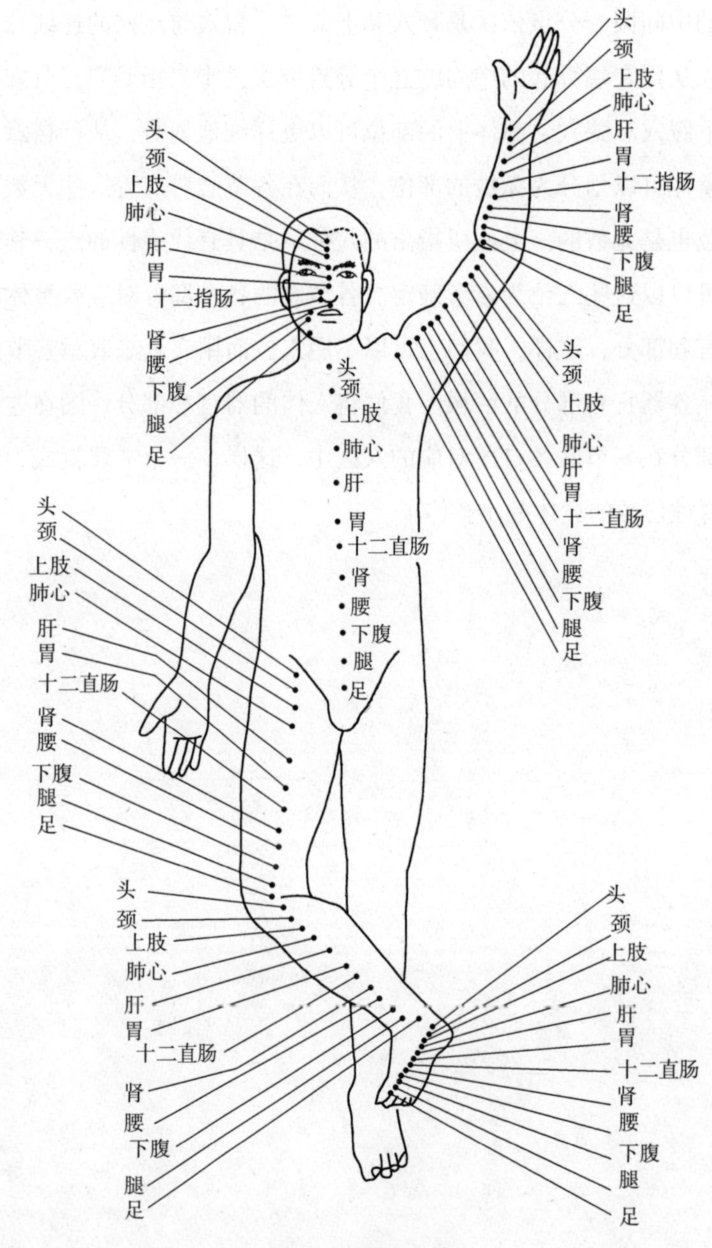
头
颈
上肢
肺心
肝
胃
十二指肠
肾
腰
下腹
腿
足
头
颈
上肢
肺心
肝
胃
十二指肠
肾
腰
下腹
腿
足
头
颈
上肢
肺心
肝
胃
十二直肠
肾
腰
下腹
腿
足
头
颈
上肢
肺心
肝
胃
十二直肠
肾
腰
下腹
腿
足
头
颈
上肢
肺心
肝
胃
十二直肠
肾
腰
下腹
腿
足
头
颈
上肢
肺心
肝
胃
十二直肠
肾
腰
下腹
腿
足
头
颈
上肢
肺心
肝
胃
十二直肠
肾
腰
下腹
腿
足

图 8　穴位全息律

过去人们已经发现的那些局部区域的穴位系统，如耳针穴位系统，头皮针、头针穴位系统，鼻针穴位系统，面针穴位系统，足针穴位系统等，都被包括在穴位全息律这一总规律之内，并成为穴位全息律的证据。

（二）全息穴位系统的数目

可以具有诊疗价值的主要的全息穴位系统有：掌骨节肢系统，左右各5，共10；指骨节肢系统，左右各14，共28；桡骨节肢系统，左右各1，共2；尺骨节肢系统，左右各1，共2；胫骨节肢系统，左右各1，共2；腓骨节肢系统，左右各1，共2；跖骨节肢系统，左右各5，共10；趾骨节肢系统，左右各14，共28；耳系统，左右各1，共2；面系统1；鼻系统1；舌系统1；躯干系统1；颈系统1；头皮针系统，中1、左右各1，共3；眼系统，左右各1，共2；足系统，左右各1，共2。

以上所列共计98。这98个全息穴位系统不过是众多全息系统中主要的一部分，根据穴位全息律，这样的全息穴位系统是有很多的。

过去中国传统医学对穴位的记载，在最权威的经典著作《内经》中经穴为295个。刊行于公元282年的皇甫谧所著的《黄帝三部针灸甲乙经》中记载经穴为649个。1973年出版的《针灸学》所载经穴为670个。在穴位全息律中，任何一个全息穴位系统就有无数个穴位，而全息穴位系统又是如此众多，这样，穴位全息律就使人类已知穴位的总数极大地增加了。

（三）穴位全息律与经络的关系

经络路线指出了我国春秋战国时期所发现的穴位有序分布的规律，它揭示了同类穴位的连续性排布。穴位全息律则揭示了与经络规律对等的另一种穴位有序分布规律，它揭示了同样的全息穴位分布形式在机体不同部位的重复。穴位全息律并不是排他的，并不与经络规律相矛盾，而与经络规律相辅相成，它们都是生物全息律在人体的表现形式。

事实上，中医学在认识人体时，从《内经》以来，就有着两个互相依存的基本思想，一个是经络学说，另一个则是全息思想。中医学的全息思想认为，部分可以反映整体。各部位的信息，通过部分又可以治疗整体各部位的疾病。如“耳者，宗脉之聚也”，“五脏六腑之津液，尽上渗于目”，“十二经脉，三百六十五络，其血气皆上于面而走空窍”。

《内经》的面部色诊和其他关于体表内脏相关的大量论述，以及相传为战国时期秦越人所著《黄帝八十一难经》中所称的“决五脏六腑生死吉凶之法”的脉诊，都体现了全息思想。

（四）穴位全息律应用于诊断

各节肢的长骨并不是正好穿过各节肢横截面的中心，而是偏向一侧的。长骨所偏向的一侧称之为背侧，与背侧相对的一侧称之为腹侧。各节肢的穴位就分布在各节肢长骨的腹侧。在一节肢的各穴上由轻到重慢慢旋转揉按，在施力时，各穴所加的力均匀相等，如果哪个穴位是压痛点，或哪个穴区是压痛区，则在整体上所对应的部位或区域有病。

（五）穴位全息律应用于治疗

遵循穴位全息律所揭示的穴位分布原则，按照上面所述在各节肢寻找压痛点的方法，在各节肢长骨的腹侧先找到对应于疾病部位的压痛点，在这样的压痛点上针刺或按摩。穴位的选取遵循部位对应原则、同侧对应原则、脏腑所主对应原则以及少针穴准原则。

1. 取穴原则

（1）部位对应原则

头部、眼、耳、鼻、口、牙等部位可以取头穴；颈项、甲状腺、咽、气管上段、食道上段的疾病可以取颈穴；肩、上肢、肘、手、腕、气管中段、食道上段的疾病可取上肢穴；肺、心、胸、乳腺、气管下段、支气管、食道下段、背的疾病可以取肺心穴；肝、胆的疾病可以取肝穴；胃、脾、胰的疾病可以取胃穴；十二指肠、结肠右曲的疾病可以取十二指肠穴；肾、小肠、大肠的疾病可以取肾穴；腰、脐周、大肠、小肠的疾病可以取腰穴；下腹、骶、子宫、膀胱、直肠、阑尾、卵巢、睾丸、阴道、尿道、肛门的疾病可以取下腹穴；腿、膝的疾病可以取腿穴；足、踝的疾病可以取足穴。

上面所讲的取穴对应原则实际上是进针的穴位原则。例如，阑尾、骶椎疾病都取下腹穴进针，但骶椎穴靠近长骨的背侧，阑尾穴偏向节肢腹侧。所以针刺时要在下腹穴进针后还要用针尖在穴位不同深度向四周仔细探寻以找到最敏感点，这便是准确的取穴法。

（2）同侧对应原则

在部位对应原则的基础上，还可以再考虑遵循同侧对应原则，即取与患部处于同侧的长骨节肢的穴位。患部在整体的左侧，取左侧一长骨节肢对应着疾病的穴位；患部在整体的右侧，则取右侧长骨对应着疾病的穴位。

（3）脏腑所主对应原则

脏腑之间及脏腑与各个部位之间有着相关关系，中医学中的脏腑所主的规律也可以为全息疗法的选穴提供参考。

如："心藏神"，"心者生之本……其华在面，其充在血脉"，"在窍为舌"。所以，神智、血脉、舌的疾病可以取心穴。

"肝藏血"，"肝生筋"，"肝者……其华在爪"，"肝开窍于目"，肝"主谋虑"。所以，血液、筋、目、精神的疾病可以考虑肝穴。

"脾主身之肌肉"，"脾之合肉也，其荣唇也"。所以，肌肉和口唇的疾病可以考虑取脾穴。

“肺主一身之皮毛”，“肺气通于鼻，肺和则鼻能知香臭矣”。所以，鼻、皮毛、牙齿疾病可以考虑取肺穴。

“肾气通于耳，肾和则能闻五音矣”。所以，耳的疾病可以考虑取肾穴。

（4）经络所属对应原则

根据经脉循行线路部位，取穴时在与疾病相关的经脉线路循行部位上按穴位全息律取与疾病相关的穴位。同是尺骨的头穴，头面部可在手阳明经线路循行部位上取穴；偏头痛可在同侧手少阳经线路循行部位上取穴；头顶及脑后痛，可在手太阳经线路循行部位上取穴。

如胃病，可考虑在足阳明胃经循行在胫骨节肢的部位上取胃穴等。

因上述取穴法既考虑了横向对应的全息取穴法，又考虑了纵向对应的经络取穴，所以，也叫纵横交叉取穴法。

（5）少针穴准原则

一般以少针穴准而得强针感疗效较佳。人体是一个泛控系统，向这个系统从较少的方向输入强的信息可以调动对这个信息的较强的响应，产生较强的泛作用，从而可以有较好的疗效。如果从多方向输入多信息，会分散整体对单个信息的响应，从而有可能降低针刺的疗效，但也不是绝对的。

2. 针刺或推拿

在选好穴位的基础上，就可以用针刺法或推拿法进行治疗。推拿法的优点是不用针，不需要皮肤消毒，可在家庭、野外、旅途、工作场所互相或自我治疗，也可用于惧针的患者。但推拿法疗效有时不如针刺法的疗效高。这是因为推拿不能达到穴位的深层组织，以及所刺激部位的面积比针刺所刺激的面积要大，从而与少针穴准原则有所违背。

（1）针刺法

先按前面所述取穴原则选定穴位，用 70% 酒精消毒后进针。针入立即会在所刺部位有较强的胀、麻、重、酸感，且往往沿骨节肢将这种感觉沿经络传导。针有时会被向下吸引，使针眼处表皮凹陷成一小坑。针入后如无强针感，则须将针尖稍许变换一下方向（不必拔出针），以探寻针感最强的点，直至找到为止。如果在不拔出针的情况下，始终找不到针感最强的点，且针入如刺棉絮，那就宁可起针，重新找准穴位再重新进针。不然，就不会取得好的疗效。

留针时间通常在 30 分钟左右。因为留针期间针感会逐渐减弱，所以，其间要每隔 5 ～ 10 分钟略转动或提插几下针柄，以重新寻到针感最强的点。如果针感始终很强，留针期间可不必再动针。这样，在针刺的整个过程中，持续保持着强针感。

通常在针入 5 ～ 10 分钟后，患者的患病部位就会特异地出现或微微发热，或舒服，或病痛减轻等感觉，有时也会出现麻、痛、凉等感觉，但以出现热感为多。如肝区痛，针肝穴，会在肝区有微热感，而在其他部位则无此感；而腰痛，针腰穴，则腰部有热感，而在其他部位则无此感。患部微热的出现往往是疗效较佳的讯号。

（2）推拿法

在长骨节肢与疾病部位相关的穴位上推拿，也可收到较好的疗效。推拿为拇指尖以穴位为圆心做小圆周运动，顺时针、逆时针均可，揉压要有力，以在穴位深层组织有较强的麻、胀、重、酸感为宜。揉压穴位每一小圆周为一下，频率为每分钟 150 下左右。每次推拿，以 3 分钟左右为宜，也就是揉压 400 下左右。注意不要用力过猛，推拿时间不要过长，以免造成皮肤损伤。

（3）晕针的预防与处理

在某些病例中，针刺或推拿都可能出现晕针现象，如恶心、眩晕。晕针的处理同常法，如一出现恶心等症状，应立即起针或停止推拿，让患者躺下休息，片刻即可恢复。晕针严重者可按压人中穴。如果在针刺或推拿时，一直让患者躺着，取平卧姿势，则基本不会发生晕针现象。

（4）疗程

病程短的病，针一次或推拿一次痊愈的可能性较大。如果一次不愈，可再治疗几次（每天一次）。病程长的或慢性病往往需要较多的治疗次数，每天1次，7天为一疗程，休息2～3天后再继续第二疗程。如有效，则在治疗1～3次后即应看出一定的效果。

（5）适应证

穴位全息疗法对如下病症可有疗效：神经官能症，面肌痉挛，暴发火眼，神经性头痛，感冒，三叉神经痛，牙痛，失眠，面神经麻痹，落枕，颈痛，梅尼埃病，肩周炎，神经衰弱，鼻炎，颈淋巴肿痛，链霉素过敏性耳聋，癫痫，昏厥，气管炎，呃逆，荨麻疹，高血压病，心绞痛，乳腺炎，胸痛，心律失常，胆囊炎，肋间神经痛，肝区痛，胆结石，胃痉挛，肠麻痹，胃溃疡，急、慢性胃肠炎，腹泻，痢疾，糖尿病，急性腰扭伤，腰腿痛，风湿性腰痛，软组织挫伤，肘、膝、踝扭挫伤，急性腹痛，坐骨神经痛，运动中腹痛，骨瘤，关节炎，肾炎，肾下垂，多发性神经炎，植物神经紊乱，偏瘫，腰肌劳损，遗尿症，遗精，痛经，闭经，月经不调，阴囊瘙痒，癌症疼痛等。通常针灸疗法的适应证也都适应穴位全息疗法。穴位全息疗法对各种功能性疾病和疼痛通常有很好的疗效。

二、全息取穴法简介

在张颖清发现穴位全息律和提出全息诊疗法之前，人类已经在个别的区域发现以局部可诊治全身各部位的疾病。这样的一些局部区域是耳针系统、鼻针系统、足针系统、头针系统、面针系统等全息针刺取穴系统，以及舌诊、脉诊、面部色诊等全息诊断系统。在过去，对前人所发现的这些诊疗方法，说不出真正的理论原理，说不出究竟是什么原因使这些部位能够诊疗全身各个部位的疾病，从而使这些部位诊疗法蒙上了一层神秘的外衣，现在这些方法的理论原理在生物全息诊疗法这一体系之中已被全息胚学说和生物泛控论阐明了（详见张颖清《生物全息诊疗法》），从而揭示了像面部色诊这样约有2500年历史的古老方法的现代生物学理论基础。

（一）耳针疗法

在中国的传统医学中，用耳部来诊治全身不同部位的疾病早已有过记载，在长沙马王堆三号汉墓出土的2100多年前的帛书《阴阳十一脉灸经》中，就有与上肢、眼、颊、咽喉相联系的耳脉之称。约2500年前成书的《灵枢》中就已写道："十二经脉三百六五络，其气血皆上于面而走空窍。""耳者宗脉之所聚也……"中国人事实上在2000多年以前已经指出了耳与全身各部位存在着生理学上的联系。

但为耳壳各部位给以较精细穴位定位，从而绘出形如胚胎倒形的耳针穴位图，却是法国人P. Nogier。他的发现发表于1957年。事实上，他提出的耳针穴位（见图9），应该说是受中国人启发。他自称，1950年他曾拜访过一位患顽固坐骨神经痛的病妇，说医生烧灼其同侧耳廓后，症状完全消失。从而学会了刺激耳壳这一位点来治疗坐骨神经痛。而那位民间医生也是从一位旅居马赛的中国人那里学来的。

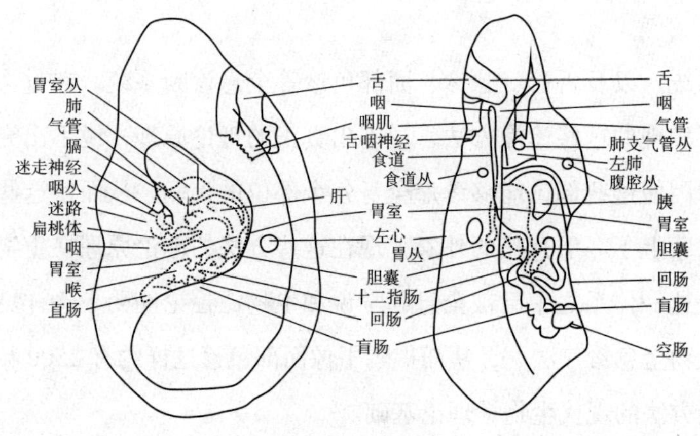

图 9　耳针穴位图

中国常用的耳针穴位如下图（见图 10）。耳针穴位与整体各部位的相关性已经得到了世界各国特别是中国学者的大量证明。

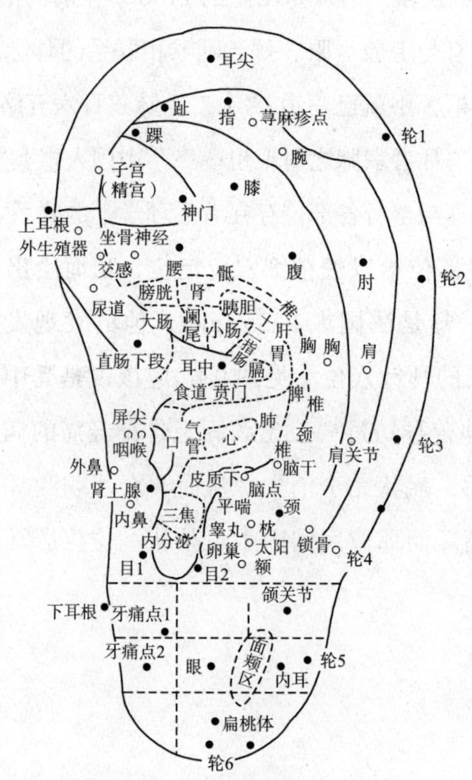

图 10　中国常用的耳穴图

（二）头皮针疗法

西安中医院的方云鹏教授在1958年首先发现了针刺大脑皮层功能定位在头皮外表投影的特定刺激点可用来治疗全身疾病。1970年以来，又发现在相当于冠状缝、矢状缝和人字缝的部位及额上发际部位，有许多治疗全身有关部位疾病，具有特殊的刺激点。如果用线条将这些刺激点一一连接起来，便构成了一个在冠状缝、矢状缝、人字缝上的人体缩形和在额上发际部位的人体缩形（见图11）。头皮针具有止痛、消炎、镇静、解痉、降压、止痒、抑菌、强心、急救等功效。

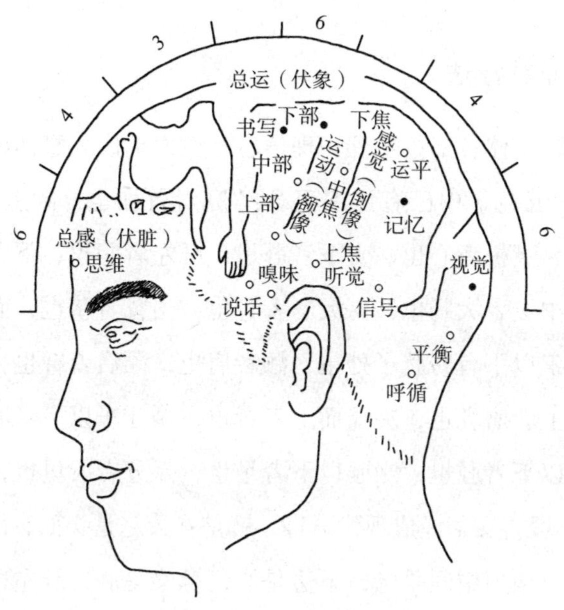

图11 头皮针穴位分布图

（三）鼻针穴位系统

鼻针穴位系统见图12。从图中可以看出，鼻区这一相对独立的部分的穴位以对应部位的名称来命名，基本上是整体的缩形。

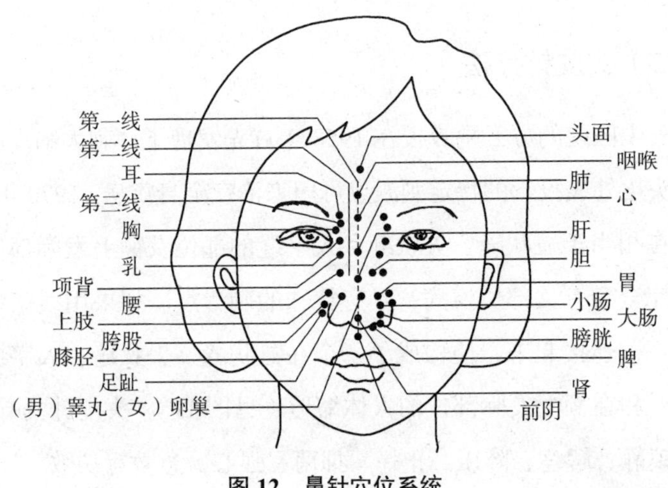

图 12　鼻针穴位系统

（四）面针疗法

面部反映整体各部位生理病理信息，使面部成为整体的完整的缩影。《灵枢·五色》中已有详细记载："庭者首面也，阙上者咽喉也，阙中者肺也，下极者心也，直下者肝也，肝左者胆也，下者脾也，方上者胃也，中央者大肠也，夹大肠者肾也，当肾者脐也，面王以上者小肠也，面王以下者膀胱子处也，颧者肩也，颧后者臂也，臂下者手也，目内眦上者膺乳也，夹绳而上者背也，循牙车以下者股也，中央者膝也，膝以下者胫也，当胫以下者足也，巨分者股里也，巨屈者膝膑也。"将这段古文翻译成现代语言，就是：天庭是头面，两眉中间的上部是咽喉，两眉中间是肺，下边是心，鼻梁是肝，肝左边是胆，鼻头是脾，鼻头两翼处是胃面的中央部位（鼻两旁、颧骨以下部位）是大肠，大肠部位以外的颊上是肾，肾与脐相对，肾下部位是脐，鼻头以上，两颧以内的部位是小肠，鼻头以下人中穴处是膀胱和子宫，颧骨处是肩，颧骨外侧是臂，臂下部是手，内眼角以上是胸乳，颊的外部以上是背，沿颊车以下是股，两牙床的中央是膝，膝以下是胫，胫以下是足，口角两侧大纹处是股的内侧，两颊部的曲骨下是膝盖骨。

今人遵循古人面诊区域分部的原则，在这些部位针刺以治疗整体对应部位的疾病，取得良好的效果（见图 13）。

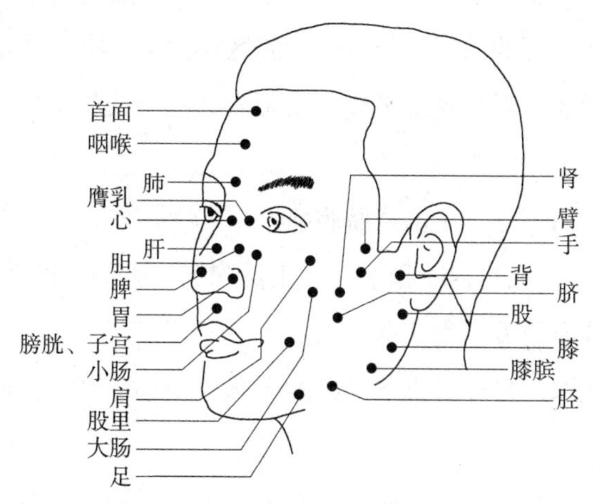

图 13　面部与身体整体对应部位示意图

具体对应部位及主治病证如下。

头面：额正中点。主治头面病、脑病。

咽喉：头面与肺连线的中点。主治咽喉炎、梅核气等。

肺：两眉端连线的中点。主治咳嗽、哮喘等呼吸系统疾病。

心：位于鼻梁骨的最低处，正当两目内眦连线的中点。主治心悸、失眠等。

肝：心区与脾区连线的中点。主治肝病及两胁疼痛。

胆囊：在肝区两旁，当目内眦直下，与肝区相水平。主治胆囊炎、胆石症等。

脾：位于鼻尖。主治食欲不振、腹胀、消化不良等。

胃：位于脾两侧，鼻翼的中央偏上方。主治胃痛、胃胀、恶心、呕吐。

膀胱：在人中沟的上 1/3 与下 2/3 交点处，相当于水沟穴的位置。主治痛经、阴部痛、腰痛。

子宫：与膀胱区重叠。

大肠：目外眦直下，颧骨下缘。主治便秘、腹痛、泄泻等。

小肠：在颧骨的内侧，与肝区、胆区在同一水平。主治泄泻。

肾：在颊部，当鼻翼水平线与太阳穴的垂直线相交处。主治遗尿、癃闭等。

脐：肾区稍下方。主治绕脐腹痛。

胸（乳房）：在目内眦稍上方。主治胸痛、胸闷、产后乳少等。

背：在耳屏前方。主治背腰痛。

肩：在颧部，目外眦直下，颧的上缘，平小肠区。主治肩臂疼痛、肩周炎。

臂：在颧骨的后上方，肩区的后方，颧弓下缘处。主治臂痛。

手：在臂区的下方。主治手背肿、手指痛。

股里：即大腿的内侧面。反向区在近口角旁约 0.5 寸。主治大腿内侧疼痛。

大腿（股）：在耳垂与下颌角连结的上 1/3 与下 2/3 交界处。主治大腿痛或活动不利。

膝关节：两牙床的中央，相当于颊车穴的部位。主治膝关节痛。

小腿（胫）：在下颌角的前方，下颌骨上缘处。主治腿肚转筋、小腿痛。

足：在小腿反射区的前方，目外眦直下，下颌骨上缘处。主治足部肿痛。

（五）足针穴位系统

足针穴位系统见图 14。从图中可以看出，这一相对独立部分的穴位以对应部位的名称来命名，基本上是整体的缩形。

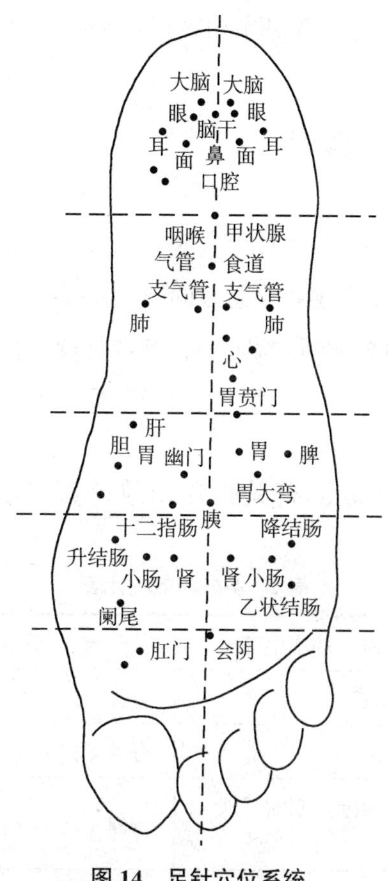

图 14　足针穴位系统

（六）脊柱全息系统

脊柱全息在临床中比较常用，我们以人体整个脊柱骨定位，从颈椎上段到尾椎下段可以看成是一个人体缩形。颈椎上段反射区是人体头部，下段是颈部；胸椎上段反射区是肩和上肢部，中段是胸背部，下段是腰部；腰椎上段反射区是臀部大腿和膝部，下段是小腿足部；骶椎反射区是生殖器官。又因督脉经络循行经过脊柱，两侧是足太阳膀胱经，所以当患者相应部位出现病患时，可以依据全息对应其相应反射区在棘突下或者棘突两侧的经络上选穴，纵横交叉取穴，临床效果较好。

此部分内容可与前文第四节内容相互参照。

三、穴位全息假说

本篇是奚永江等人对《针灸大成》有关腧穴功效输入计算机，进行检索和统计后，结合生物全息律的理论，提出的七个假说，发表于《上海针灸杂志》1988年第2期，对于研究传统腧穴的功效很有启发，现介绍如下。

（一）《针灸大成》有关腧穴功效计算机统计结果，如表2

表2　腧穴功效统计表

患病部位	远道取穴的集中部位	频度最高的穴位与次数
头面	腕踝以下	合谷（26人次）
眼	腕下阳面	合谷（17）
咽	腕踝部阴面、肺经、大肠经	少商（12）合谷（9）照海（4）
颌		阳谷（3）侠溪（3）
颈	手、足太阳经腕、踝以下	承浆（5）后溪（3）束骨（3）
胸	腕上阴面	大陵（8）内关（6）涌泉（6）
胁肋	腕踝以上阳面	支沟（11）阳陵泉（7）腕骨（6）
腹	膝上下、踝上下之阴面	足三里（19）
脐	膝、踝内侧	阴陵泉（2）曲泉（2）中封（2）
妇科	膝内侧以上、内踝以上	三阴交（17）
阴部	内踝以上	三阴交（12）大敦（10）
泌尿系	膝内侧以上、内踝以上	阴陵泉（14）三阴交（7）大敦（6）

续表

患病部位	远道取穴的集中部位	频度最高的穴位与次数
肛门		承山（10）百会（7）二白（4）
肩部	上肢阳面腕部、指掌部	中渚（4）支沟（3）
腰	膝部、踝部之阳面	委中（24）昆仑（13）

（二）四肢部的一级全息元

按照上述计算机统计结果，在频度最高的穴位上，画出相应主治的脏器（见图 15、图 16）。

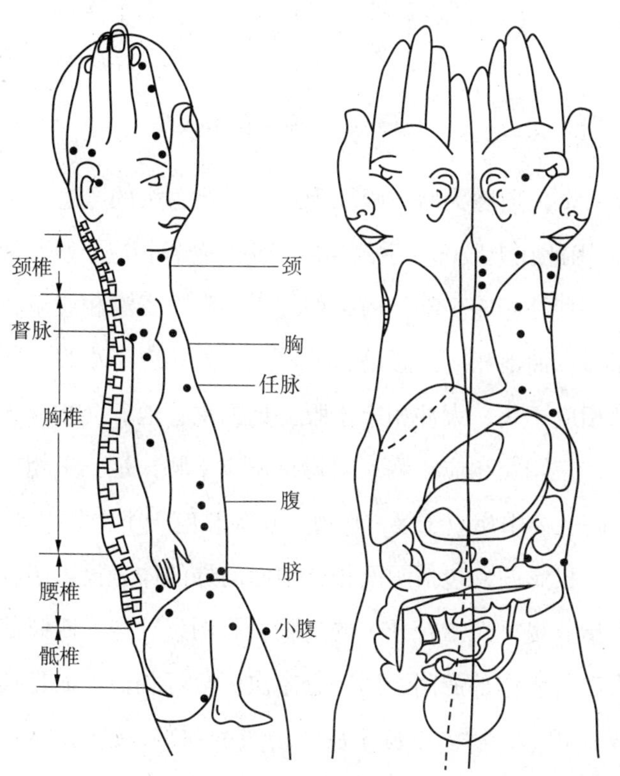

图 15　上肢全息元

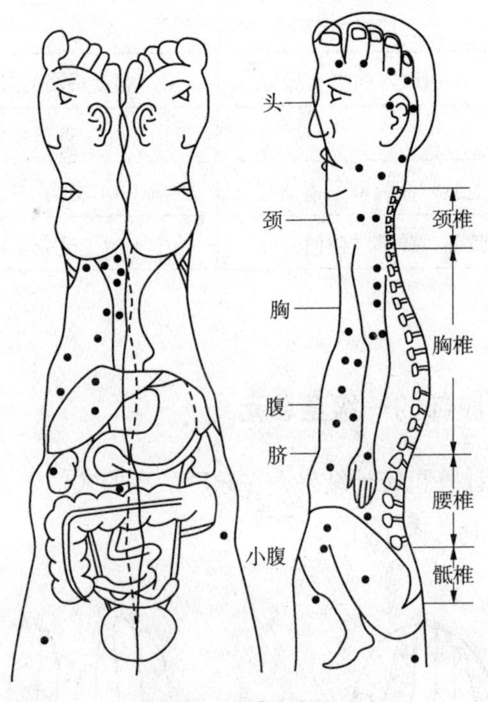

图 16　下肢全息元

这是一个以肘膝为脐，腕踝为颈，手足为头的全息元（称为一级全息元）。因此在上肢部，手部相应于头，合谷相应于眼，液门、中渚相应于耳，列缺相应于咽，内关相应于心胸，支沟相应于胁肋，手三里相应于胃，曲池相应于腰脐，上臂近肘处相应于小腹。同样在下肢部，足部相应于头，太冲相应于眼，足临泣、地五会相应于耳，照海相应于咽，三阴交相应于胸，阳陵泉相应于胁，足三里相应于胃，曲泉相应于脐，委中相应于腰，血海、伏兔相应于小腹。

这两个投影图，包括阴面相合阳面向外的体表投影图，以及阴面打开（小指并拢，大指打开）的内脏投影图，这样，四肢部的阴经阳经分布次序与躯体部的阴经阳经分布次序恰好相似，而且列缺恰位于前正中线的颈部，后溪恰位于后正中线的项部，这与“列缺通任脉，后溪通督脉”相呼应。

从以上假说出发，可以解释许多穴位功效，如“梦厌不宁，厉兑相谐于隐白”，从上图中可以看出，厉兑和隐白恰对应于头部神庭附近；“审他项强伤寒，温溜期门而主之”，在上图中，温溜恰对应于腹部期门周围；神门似是手上之“风府”，故可治疗“心性之呆痴”；灵道通里似是手上之“哑门”，故可治疗失音不语，等。

（三）四肢部的二级全息元

如果我们把四肢部的投影图缩小一级，则成为下图（见图17、18）。

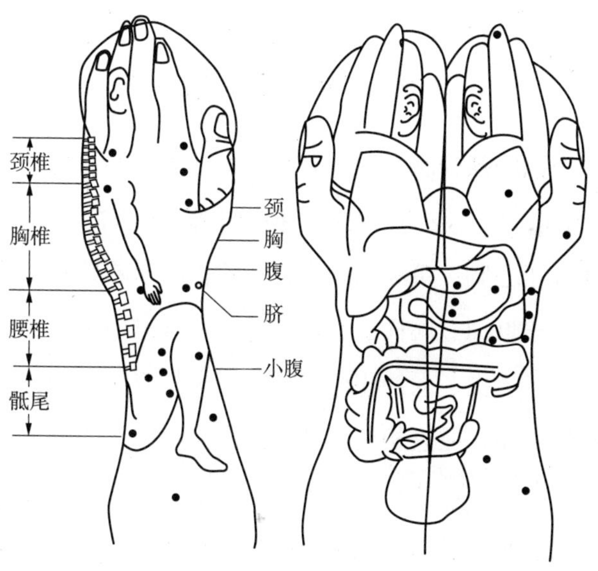

图17　上肢二级全息元

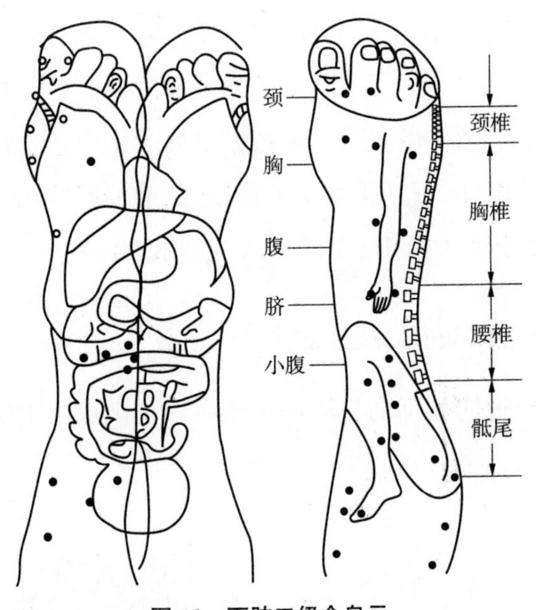

图 18　下肢二级全息元

这是一个以腕踝为脐，掌跖为胸，指趾为头的全息元（称为二级全息元）。因此，在上肢部，大骨空相应于眼，二间、三间等穴相应于咽，劳宫相应于心胸，鱼际相应于胃，腕相应于腰脐，内关相应于小腹，二白相应于肛门。同样，在下肢部，大趾三毛附近相应于眼，足窍阴相应于耳，太白、太冲相应于咽，涌泉相应于心胸，公孙相应于胃，中封相应于脐，昆仑相应于腰，三阴交相应于小腹，承山相应于肛门。

根据这张二级全息图，也可以解释许多穴位功效。例如，太溪恰于该图肾脏附近，故为治肾要穴；支沟恰于该图尾骶附近，故有通便良效，水泉在该图中似在脐周“天枢”附近，故有“月潮违限，天枢水泉细详”之说，阳谷在上肢一级全息元中属颌部，侠溪在下肢二级全息元中也属须部，故有“阳谷侠溪，颌肿口噤并治”之言，等。

（四）头部全息元

如果把整个头部作为一个相对独立的全息元，在分析穴位功效时，可以有许多收获。

如："小便赤涩，兑端独泻太阳经"，而在面针、鼻针中泌尿生殖区正处于兑端附近。"听宫脾俞，祛残心下之悲凄"，从部位来讲，听宫正值头颅全息元的中部，可以治疗中焦病；从经络来讲，听宫属于太阳经，故与足太阳经的中焦之穴脾俞相呼应，治疗"心下之悲凄"。"胸膈停留瘀血，肾俞巨髎宜征"，肾俞在下焦，巨髎在头面下部，在面针鼻针中也属下焦，在肾的水平线上，故肾俞与巨髎相呼应。再如，"腿脚有疾风府寻""鹤膝肿劳难移步……加以风府可用针"。因此我们推想，风府附近是头部全息元的腰腿区。

（五）上下肢相应部位的穴位有类似功能

如果上述四肢部全息元的假说是合理的话，那么下肢相应部位的穴位应该有类似的功效。我们在《针灸大成》中找到了这样的依据。例如手三里、足三里的相应部位，都有调理肠胃的功能。而上巨虚与上廉，下巨虚与下廉也有相似功效。又如膝部委中穴治疗腰痛，相应地肘部曲池也可以治疗腰痛。委中治疗膝部疾病，而肘部的尺泽也有此效。手部的神门"去心性之呆痴"，相应地足部大钟可"治内心之呆痴"。"目眩兮，支正飞扬"，支正乃手太阳之络，飞扬乃足太阳之络，上下位置相当。前臂的阴郄可以治疗盗汗，小腿的复溜也可以治疗盗汗。承山治疗痔疮，上肢相应地有二白治疗痔疮。少泽治疗乳疾之良效，至阴则有纠胎催产之奇功，两者都与妇产科疾病有关。手上鱼际穴有治疗小儿疳积之能，足上公孙穴则有治疗"胃心胸"之功等。

这一规律的形成，可能与人类的进化过程有关，原先人类的祖先是四肢着地的，故不分上肢下肢，所以相应部位有相同功效是显而易见的。既然“交经缪刺，左有病而右畔取”，为什么不能“泻络远针，手有病而脚上针”呢？

（六）人体上下的轴对称关系

如前所述，人类原先四肢着地，并有尾巴，假设整个躯体以中焦为对称轴，则上肢与下肢相对称，如果进一步分析，则可以看出头与尾也相对称，上焦与下焦亦相对称。随着人类的进化，尾巴逐渐萎缩退化，与头顶百会穴相对应的尾尖已消失于长强穴之中，故百会与长强相对应；百会可治疗脱肛与疝气，长强可以治疗癫狂、昏厥等头脑之病。

又如，肩井与环跳呈轴对称，故肩井可与环跳一样治疗下肢病，“脚气酸痛肩井先”，“髀疼要针肩井穴”即为此例；环跳有治疗“风疹”之效，肩井附近的肩髃也有治疗“瘾风热极”之力。“大杼若连长强寻，小肠气痛即行针”，这是下病上治用大杼，“胸膈停留瘀血，肾俞巨髎宜征”，则是上病下治用肾俞，心俞与肾俞，膻中与气海分别呈对称，故心俞与肾俞相配，治“腰肾虚乏之梦遗”，膻中与气海相配，治气急哮喘。

如果把头部作为独立的全息元，则头顶部与舌咽部呈轴对称，因此《席弘赋》说“咽喉最急先百会”。如果把上肢作为独立的全息元，则少商、中冲、关冲在头顶部，也可治疗舌咽之疾，如“哑门关冲，舌缓不语而要紧”“廉泉中冲，舌下肿痛堪取”“颔肿喉闭少商前”等即属此类。

如果人体上下呈轴对称的假说成立，那么各种对应疗法中的顺向对应与逆向对应皆可成立。

（七）人体前后的对应关系

人体前后也互相对应。躯干部俞募穴的运用，四肢部阴阳面穴位的相透，都包含了前后对应的关系。头部也有此现象，承浆穴可以治疗项强，《针灸大成》中有五次提到，十分突出，“头项强，承浆可保”是其中一例。还有哑门、风府治音哑，是前病后治；神藏、璇玑治项强，是后病前治等。且在四肢部一级全息元中，列缺属咽喉，后病前治，可治疗头项病，故有“头项寻列缺”之说。在头部全息元中，人中属下焦，向后对应是腰腿区，故人中是治疗腰痛的要穴；人中两旁的巨髎穴也属下焦，向后对应是肾俞附近，故肾俞、巨髎相配治胸膈之疾。

（八）人体纵向对应规律

如前所述，四肢部的全息图是手、足为头，腕、踝为项，肘、膝为脐（或者以指、趾为头，掌跖为胸，腕、踝为脐），这是四肢部与躯体的横向对应规律。横向对应的学说还有平田氏带，王、徐氏的对应取穴法，以及全息论对应图等。

除了横向对应规律外，人体还有纵向对应规律，这与循经取穴原则相一致，与腕踝针、Fizgerald 带、体环针等也相符。例如以上下肢全息系统看，手太阴、手阳明对应于人体前正中线附近，所以这一线带治疗咽喉病的穴位特别多。又如手阳明经被称为“齿脉”，故该经治疗牙齿病的穴位较集中。总之，在理论分析穴位功效与临床选取最佳穴位时，既要考虑横向对应，又要考虑纵向对应，并在纵横交叉点上取穴，这样可取得较好的疗效。

第六节　易象选穴法

首先阐释一下八卦与八脉交会穴的相配原理。

申脉通阳跷脉。卫阳之气，平旦目开，卫气从肾经，经阳跷脉而出头，行足太阳经，太阳与肾五行属水，在后天八卦中居坎位正北方，子时一阳生，为阳鱼之尾，故申脉配坎卦。

照海通阴跷脉。卫气日落时经足阳明，目眠则合于阴跷脉入肾，在后天八卦中，坤卦处于阴生之地，为阳降入阴之处，故照海配坤卦。

后溪通督脉。后溪为手太阳经穴，兑为坎水之母，督脉为一身之阳气的总督，为阳气之海。无论先后天八卦，兑卦与乾卦相随，如唇齿相依。兑与手太阴肺相配，为阴金，手太阴与足太阳别通，同为开，同主一身之表。肺宣发卫气，布散于表，从人体取类比象，手太阳经正好与督脉相应，故后溪配兑卦。

列缺通任脉。列缺是肺经络穴，从全息来看与人体前正中线相应，列缺又为雷神之名，离卦在后天八卦中处正南方，为霹雳之火，物极必反，阳气也正是盛极而衰之时，即午时一阴生，故列缺配离卦。

公孙通冲脉。公孙乃轩辕黄帝之姓，内通冲脉，直达腹中先天元气之源——胞中，为坤腹中之真阳，在后天八卦中位于乾位，故公孙配乾卦。

外关通阳维脉。外关为手少阳三焦经络穴，与厥阴相表里，故为阳气在外之关隘，在后天八卦中，震三卦与艮八卦，在河图中同为东方之木，为阳气升发之地，故外关配震卦。

内关通阴维脉。内关属手厥阴心包经，为阳气出外之内部关隘，在后天八卦中，阳气出外第一关为艮卦，即艮八就在河图中同属于木，故内关配艮卦。

足临泣通带脉。带脉约束十二经脉，对女子来说尤为重要，后天八卦中，震卦后接巽卦，处阳中之阴之地，故足临泣配巽卦。

十二经脉与八卦相配相对容易理解，离卦配心、小肠，坤卦配脾，兑配肺，乾配大肠，坎配肾、膀胱，艮配胃，震配胆，巽配肝。

要感悟脏腑气机升降与天地阴阳消长转化，须先后天八卦相互参照、感悟，这里就不一一赘述了。下面一段是笔者关于先后天八卦的感悟，也是无极针法各个系统的理论基础，留给读者品味感悟。

乾坤斡旋，坎离移宫，唯用阴阳。天气随雨降，阳潜藏！地气因日升，而天地交泰！滔滔江水，源于兑方。风吹大地，尘土飞扬。

三八同宫，地震山落。一三左行，红日升天。水土合德，根本谁见！兑巽金木，龙虎大丹！

无极针法的许多针法，皆由此而流出。

灵龟八法就是根据先天八卦之数，按照年月日时起卦，再按后天八卦与洛书对应于奇经八脉的八个穴位取穴，创立的经典的易象针法。无极八法就是改进变通时间起卦方法，来诊断疾病，然后按照灵龟八法的奇经八脉的配穴方法来针灸治疗。其中天门地户针法等就是在先后天八卦理论指导下的具体针法。

除八脉交会穴应用以外，当今流行的脐针、腹针、眼针、小六合针法，都是在先后天八卦理论下的古易象全息针法。

第四章 无极针法的十二总穴

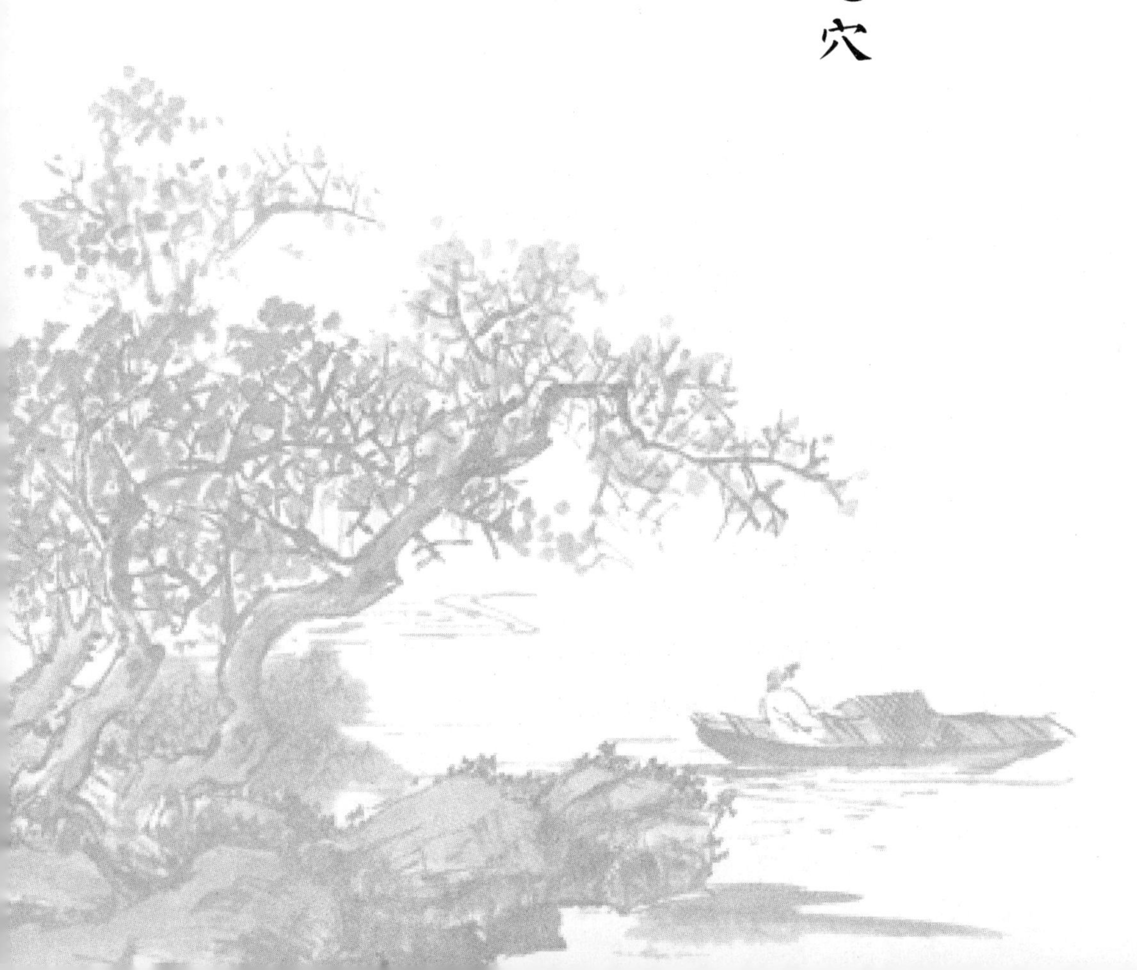

传统针法取穴配穴，虽然有三百六十多穴，但历代针灸学家经精炼筛选，所用穴位不过数十穴。如马丹阳天星十二诀，灵龟八法也仅用十二穴、八穴相配，到后来，近代医家总结了有名的“四总穴歌”等。笔者学习传统针灸几十年，除了学习五输穴、原络、俞募、郄穴等特定穴，更推崇马丹阳天星十二诀与八脉交会穴，结合各家针灸经验，总结了“十二总穴诀”，现将歌诀及应用心得介绍如下。

十二总穴诀

头颅太冲求，颜面合谷收；
颈项寻列缺，腰背委中求；
胸胁寻内关，肚腹三里留；
小腹三阴交，四肢在外周；
昏厥井出血，急救找水沟；
脏腑八脉求，阴阳飞龙收。

十二总穴诀详解如下。

一、头颅太冲求

太冲穴，乃肝经原穴，五行属土。肝经上达巅顶，肝在八卦属巽卦，位东南，称地户，所治病从头目、咽、两胁、小腹、股内、下肢到足部。在太冲与行间之间连线的中点，有穴叫头痛穴，治一切头痛，此穴董氏奇穴叫火硬，读者可以自行查阅学习。太冲上五分，第一、二跖骨结合缘有穴，董氏奇穴，名火主。

地户针法，即用行间进针，一针透行间、火硬、太冲、火主四穴，可行气导滞，治一切气郁，也可治邪气。重要的配方：太冲配昆仑，治头；太冲配合谷，叫四关，安神镇静，治一切邪气病。

二、颜面合谷收

阳明大肠经上行入齿，夹鼻旁，在迎香穴交胃经，故治疗对侧牙疼、鼻塞、面部口腔病等。大肠与肺相表里，五行配金，大肠阳金，归乾卦，配天，司卫气开阖，解表之要穴（合谷穴浅刺针法）。治牙疼，配患侧翳风；鼻塞，配迎香、上迎香；鼻炎，再加印堂、百会；眼疾，配外关、眼部穴；口腔问题，配外劳宫。配足三里、百会，补中益气，升阳举陷；与太冲配，名开四关。合谷旁第二掌骨桡侧，分部人体全息穴，治全身病；合谷向腕方向有灵骨穴（董氏穴），大白（三间），二穴相配治疗右寸脉不及的坐骨神经痛。董氏还有更多的经验，须读者自行参照。

灵骨补肾，补阳要穴。天门穴（即左常波老师的大叉穴）治病广泛，配各种气机升降针灸更显神效，与地户相配也可。合谷配曲池，治上肢痛；配大椎，治外感风热。

三、颈项寻列缺

列缺是大肠经与肺经的络穴，与合谷配治感冒，配三商、鱼际治喉咙痛有痰。从上肢全息元来看，列缺横向位于颈部，纵向位于人体前正中线，所以治颈部病，也通任脉。

治颈肩痛，后溪透中渚，列缺配阳陵泉，叫“消痛三针”，也可配台湾王昭章先生的天皇四针加颈绝。两组相结合威力更大。

列缺通任脉，配照海，治慢性咽炎，加咽炎穴（劳宫稍下方痛点）；治急性泌尿系感染，配中极、曲骨及曲骨旁开一寸点；列缺配通里或神门，配四关，治失眠很有效；在灵龟八法中，列缺配离卦。

四、腰背委中求

腰背为太阳经与督脉循行之地，委中穴为足太阳经合穴和下合穴。外感寒湿腰痛，合谷、委中、昆仑浅刺解表，若不解，飞龙通督，立愈。扭伤岔气腰痛，手腕有多个穴位，都可治疗，依笔者经验，在立掌时手腕有三筋，外边两筋外缘在腕横纹处，取患侧两穴，从手背向腕方向斜刺，让患者活动，应用几十年，几乎神效。

养老穴点按，应用动气针法，腰痛可很快缓解。灵骨、中白也可以治疗太阳经循行的腰痛；腰正中痛，可取人中、额正中两穴；慢性腰痛，可刺天皇、地皇，在委中，委中上一、二、三寸，此四穴处点刺放血。肾绞痛导致的腰痛，可取中白、下白之间，止痛效果佳。

肾虚腰痛，可选委中、昆仑、太溪、肾关（董穴阴陵泉下 1.5 寸）。腰痛连尻、臀部痛，可取四花穴（膈俞透肝俞）、灵骨、太白、环跳。强直性脊柱炎，在上肢肱骨太阳小肠经有正脊三穴（董穴），配飞龙通督；委中配承山治下肢疾病。

五、胸胁寻内关

内关是厥阴心包经的络穴，通阴维脉，善调胸胁气机不畅，也调胃气不舒，多配公孙；与外关相对，二穴多用透针。

内关是治疗心脏病必用穴，善调心律失常，多配第二掌骨心穴、左天宗穴。个人经验，治疗心部疾患多左部取穴；治胸胁部岔气，配患侧青灵穴，效果很好。在内关稍上方，约小臂腕肘纹连线下三分之一处，有穴名降糖穴（浅刺），可降血糖。

六、肚腹三里留

足阳明胃经，属阳土，配艮卦，多气多血。胃气以降为顺，土为五行成数，后天生化之源。足三里为公认的长寿穴，腹部疾病皆可用。

内关、公孙、足三里相配，就是简易中土斡旋方，加天枢则更妙。胃痛呕吐配内关，腹部酸痛多配阳陵泉。

足三里上方胫骨外侧缘有双龙穴（董穴），治乳腺炎配患侧天宗；胫骨外缘四花上穴（董穴），治心绞痛，针 1.5 ～ 2 寸深。

足三里下与上巨虚之间，称肩区，可治疗肩部疾病；治胃病时，可配第二掌骨中点胃穴、口角下一寸胃穴和耳部胃穴。腹泻配止泻穴（脐与耻骨连线中点）、足临泣与地五会之间止泻穴；中气下陷可配合谷、灵骨、百会或升提穴（平衡穴）。

七、小腹三阴交

三阴交是足太阴、足厥阴、足少阴相交处，善治小腹疾病，一切妇科病必选。痛经，单取即效，也可配女福穴（丘墟穴稍下方）、膻中；崩漏，配地机、隐白、断红，病情更严重者，可配九元气血针法；普通泌尿系感染，可选三阴交，配列缺、中极；前列腺疾病，可选三阴交、中极、曲骨和曲骨旁一寸两穴。

八、四肢在外周

此是指按《内经》巨刺、缪刺理论及当代人体X形对应理论，左手对应右足，右手对应左足，左肘对应右膝，右肘对应左膝，在相应穴位或位置找痛点取穴，治疗四肢病疗效好。

举例如在手大拇指，指掌关节赤白肉际踝穴，交叉治踝扭伤，效果好。

九、昏厥井出血

任何原因的昏厥，手十二井穴刺出血，立即清醒。也可加刺耳垂、耳尖出血，然后送医院检查治疗。

笔者治疗小儿高热惊厥，刺血后立醒，几十年来从无失手。天津中医药大学针灸学院院长郭义与他的团队的一项科研成果，就是中风病应用十二井穴刺血急救。

个人体会此法对昏厥实证、中风闭证更适合。

十、急救找水沟

此法用于阳虚脱证，症见脉微欲绝，冷汗淋漓，可配哑门、劳宫、三阴交、涌泉、太溪、中脘、环跳、足三里、合谷，就是回阳九针穴。也可配合独参汤急救。

十一、脏腑八脉求

《标幽赋》云："阴跷、阳维，并督带，主肩背腰腿在表之病，阴跷、阴维、任冲脉，去心腹胁肋在里之疑。"后世又称四阳同治与四阴同治。

在传统配穴基础上，结合笔者个人经验和其他老师的研究成果，组成了新的配穴，兹介绍如下。

歌诀 1. 公孙内关胃心胸，
三里中脘配亦同；
逆气上冲发奔豚，
中寒神阙艾灸用。

公孙，足太阴脾经络穴，通冲脉，配乾卦。与足阳明胃相表里，故治脾胃病，逆气上冲的冲脉病。又足太阴脾与手太阳别通，与心相接表里，故治心胸病；又足太阴与手太阴为同名相续，故治肺胸病。

内关，手厥阴心包络穴，通阴维，治心胸胁病。手厥阴与足阳明别通，故治胃病，足三里亦治心病。中脘，是手太阳、手少阳、足阳明和任脉之会，腹全息位头部，位离卦位，亦治惊悸怔忡。

神阙为中土，先天之本，温灸，可补元气，温养中土。

歌诀 2. 列缺头项配照海，
咳喘呃逆咽干痛；
淋证经带失眠症，
太溪阴陵中极从。

列缺为手太阴肺络穴，通任脉，手臂全息位颈项，故治之。咳喘呃逆本经病，手太阴肺与足太阳膀胱别通，故治淋病，又通任脉，故治经带。

照海为足少阴与足太阳表里，亦治淋证，肺肾金水相生，故滋阴治咽干，又与手少阴同名，故治阴虚失眠。

太溪为肾之原，阴陵泉为脾之水穴，中极为膀胱募穴，三者配合可加强治淋、经带之功效。治咳喘亦可加孔最、尺泽。

歌诀3. 后溪申脉头项背，

四肢关节腰与腿；

背四关穴落百会，

寒甚太阴针法随。

后溪为手太阳的木穴，通督脉，与申脉足太阳同名，治手足太阳所过之病。申脉通阳跷，亦治关节不利，配背四关（附分、关元俞）。

百会，调畅一身之阳，而祛寒除湿，因手太阳与足太阴脾别通，寒甚则用太阴太阳针法。

歌诀4. 外关临泣寒热证，

头面五官股节痛，

利胆调经治乳痈，

液门大陵离卦生。

外关为手少阳三焦络穴，通阳维。与手厥阴相表里，又与少阴别通，故治表热证、头晕目眩耳鸣诸证。配大陵，为原络相配针法。

利胆调经治乳痈，液门清热生津，解表更灵。外关阳、大陵阴、液门阳，可合成离卦火象，若泻之，可清上焦之火。

说明：此配穴内含林全有原术唯象医学理论与针法，表示申明并感恩。

十二、阴阳飞龙收

详见第五章第二节。

第五章 无极针法的心法与具体针法

第一节　无极针法心法

无极针法是《内经》治神针法，其合于天道、人事、四时之变也，可祛邪却病，以针演道，穷究性命。针之极也，神明之类也，口说书卷，犹不能及也。道可道，非常道。

凡刺之真，必先本于神，必一其神，另志在针，故针法有全神养真之旨。粗守形，上守神，神乎，神客在门。上守神者，守人之血气有余不足，可补泻也。神客在门者，正邪共会，邪循正气之所出入也。粗守关者，守四肢而不知血气正邪之往来也。上守机者，知守气也，机之动不离其空者，知气之虚实，运针之徐疾也。空中之机，清静以微者。针以得气，密意守气勿失也。《胎息经》中言："胎从伏气中结，气从有胎中息。气入身来谓之生，神去离形谓之死。知神气可以长生，固守虚无，以养神气，神行即气行，神驻即气驻。若欲长生，神气相注。心不动念，无来无去，不出不入，自然常驻。勤而行之，是真道路。"恬淡虚无，真气从之，精神内守，病安从来。根于中者，命曰神机，神去则机息，神机者，神气也。神气相依，精气神互化，主宰一生的生长壮老已。根于中者，脐下胞中肾间动气也。根于外者，名曰气立，气立者，气之升降也。根于天地之气，营卫与天道四时同升降也。知其根，调其本，根深蒂固长生久视之道也。

凡刺之道，毕于终始。终始者，经脉为纪，持其脉口、人迎，以知阴阳有余不足，平与不平，天道毕矣。

第二节　飞龙周天针法

无极针法包括七套核心针法，分别为太乙针法、天地人三才动气针法、五气朝元针法、七星造化针法、九元气血针法、飞龙周天针法和无极八法针法（暂不公布）。

飞龙针法是无极针法的核心针法，是通过针刺穴位，启动肾间动气（即真气），调理任、督二脉，促进精、气、神转化，培育元气，调节阴阳，疏导十二经脉，从而达到治病养生、延年益寿目的的针刺方法。飞龙针法的理论基础是以河图、先后天八卦、《内经》、《难经》、藏象经络、气化学说为指导，以李少波真气运行法为实践基础，结合道家雷火神针、小周天针法以及当今海内外针灸大家的实践与理论，构建的系统针刺通督方法。通过促进周天循环，调节阴阳，以治病养生，并为进一步修炼奠定基础。

《内经》曰："肾者主水，受五脏六腑之精而藏之。"《难经》曰："脐下肾间动气者，人之生命也，十二经之根本也，故名曰原。"八卦理论中，坎水配肾脏，坎中一阳为真阳，亦名元气、真气、天一、太乙。龙治四海之水，为水中真君，故把坎水中真阳之气喻为龙，当肾间动气启动时，命门腰部发热，如龙抬头出水，故名"龙抬头"；当真气沿督脉S曲线上升到达巅顶，名为"飞龙在天"；当真气沿任脉下降至中土之地即中脘心窝部，名“现龙在田”；真气沉降下丹田复归坎水之位，名“潜龙入海”。至此通过针刺穴位出现的这一系列气化反应就是小周天，把这组针刺配穴及针刺手法名为飞龙针法。

一、河图的启示

天一生水，地六成之；地二生火，天七成之；天三生木，地八成之；地四生金，天九成之；天五生土，地十成之。以上是河图文字内容，图示如下（图19）。

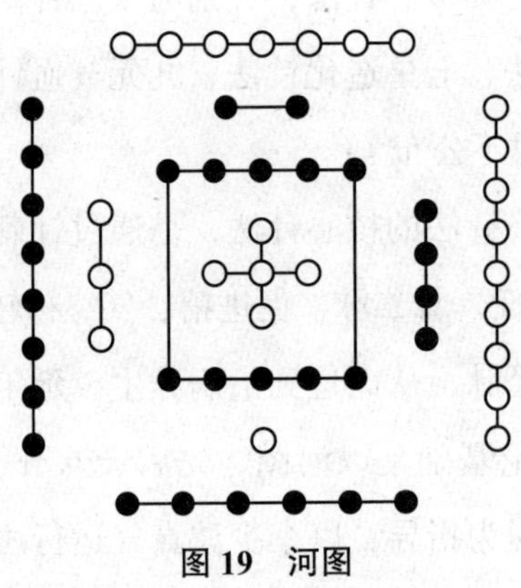

图19　河图

五行之气，始从水生，天一真阳藏于水中，水生数为阳，成数为阴，如八卦之坎卦☵；火数为阴，成数为阳，内阴而外阳，如八卦中的离卦☲；其余木、金、土各配两卦。飞龙针法重在水火既济、交通心肾、小周天。河图内层，从北到东，一、三为阳数，从南到西，二、四为阴数，与太极图阳左升阴右降统一，形成阴阳升降圆运动。人体肾水中真阳之气，出命门，贯督脉，达百会，下接在承浆，入任脉，随甘露真阴下重楼，达黄庭，沉下丹田，蛰藏肾水中，任督循环小周天与河图、太极图圆运动一致。

河图左侧内层阳生，外层阴降，右侧内层阴降，外层阳生。

命门肾间动气，是推动营卫之气运行的动力，真气从督脉升，带动营卫经气从手足三阴经自足到胸到手而升，真气从任脉降，带动了手足三阳经从手到头，从头到足而降。内阴阳，左阳升，右阴降，外阴阳，阴左升，阳右降。

河图中五行生数成数差为五，换言之，五行生数，加土数五而成五行，五行依赖土而成。

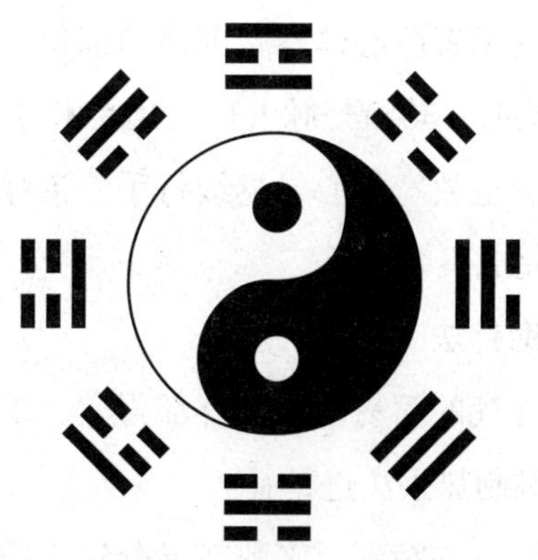

图 20　后天八卦图

后天八卦（图 20）与太极图相配，太极中轴两端，下端为艮卦阳土，上端为坤卦阴土，中土斡旋，太极运转，真气运行法，第一步功法就是调理中土。台湾王昭章先生的八卦圆运动理论，其八大主穴的前四大，就是通过斡旋中土，调理气机升降。澳门左常波先生的脾胃升降针法，也是同理。中医认为脾胃为后天生化之源，为后天之本。历史上李东垣先生的《脾胃论》及其名方补中益气汤，更是流传千年而不衰。

飞龙针法虽转周天，调阴阳，通十二经，但立足点还是先后天之本，如同真气运行法，第一步功与第三步功，调理脾胃，水土合德，培育元气。

二、飞龙针法穴位配方与操作

1. 通督主穴支沟或阳池

（1）支沟为三焦经火穴，内藏命门真火，虚寒者多选用；阳池为三焦原穴，即三焦元气所在，与命门直通。

（2）手法为补法，可用浅刺制热手法或烧山火手法。

（3）针刺治神，医者，精神专注，意念集中针尖，患者意念集中腰部，用语言引导受术者静心体察腰部命门部位，静候元气启动时的气化反应。当龙抬头时，热沿督脉上行，让受术者“勿忘勿助”，放松任随元气上升，医者也放宽身心，继续行手法治疗，直到百会、印堂出现气化反应，即完成飞龙在天。

2. 飞龙针法辅助针法

（1）启动中焦元气的简易针法，耳部胃穴、平衡针胃穴、第二掌骨全息胃穴。用浅刺制热手法进行补。

（2）让受术者注意心窝部，多数在五分钟以内有心窝部发热，然后让受术者意守心窝，按针法第一步功，练功十到十五分钟。

（3）启动中焦的原始针法，取中脘穴，毫针刺入人部，行烧山火手法，同时让受术者意念注意心窝部，多数在几分钟到十几分钟不等，受术者心窝部有或热或胀闷等气化反应。让受术者按真气运行法第一步功法，练功并留针二十分钟。

以上针法是针对元气很虚的患者，不宜过早启动命门动气。可先行后天补先天、调理生化之源，再用以下培元固本针法补肾气。待元气恢复，两尺部脉充盈时，再行飞龙通督。

3. 五气朝元针法

取左足三里、左陷谷透涌泉、右地机、右公孙、右外关透内关。其中，足三里、陷谷用补法，地机、公孙用泻法，外关透内关平补平泻。留针二十分钟，若受术者腰部发热，便行飞龙通督。若身体不是虚极，留针后，腰部不热，可在肓俞穴行浅刺补法或烧山火，启动命门雷火，道家称雷火神针。命门发热后，再行飞龙针法。

4. 培元固本针法

在五气朝元基础上，加中极穴或关元穴或阴交穴行补法，很快就会出现小腹饱满的气化反应。让受术者按真气运行第三步，调息凝神守丹田练功，并留针二十到三十分钟，培育元气。若会阴跳动或腰部发热可行飞龙针法。

5. 通督后的针法

通督后让受术者先意守印堂十分钟，注意眉心微外展，嘴角微上翘，不要双眉紧锁。有些受术者会有鼻部沉重，面部奇痒，口水增多等气化反应，痒时不要挠，忍住一会儿就不痒，口水增多时，随意念下咽，入心窝部。十分钟后换针，用针尖轻点中脘，助受术者引气降于中丹田，意守心窝几分钟。中焦脾胃虚弱者，多意守；若正常者，即可换针关元，助真气沉于下丹田。当丹田饱满或热时离针，让受术者按真气运行法第三步功练二十分钟。术毕后，嘱咐受术者回家，按真气运行法第一步到第三步功随机练习。若阳虚之人及经络不畅之人，多重复周天循环。阴虚则少转，通督后行潜龙针法。

6. 阴阳九针中的飞龙在天

若督脉阳虚，太阳经寒湿严重，可在大拇指背中线，先行飞龙针法，此针法刺激量大，温阳除湿力也强，而后再行飞龙通督之法。

7. 天门地户针法

就是合谷穴配太冲穴，此部位蕴藏人体全息，又配八卦，乾卦与巽卦，故名“天门地户针法”。此针法善调气机，通冲脉。若肝郁气滞者，宜用此针法，气机通畅以后，再用飞龙针法。否则，个别气郁者，通督后有气郁加重现象。合谷、太冲，古称“四关”，可调一切气病及情志病。

8. 潜龙针法

此针法调气安神，滋阴潜阳，即四关穴加右列缺、左太溪、左神门、右尺泽（或太渊），对于阴虚阳亢者，如高血压、失眠、情志病有很好疗效。可在通督后，用此针法，或者直接行此针法。

飞龙针法补阳补气，重在通督。潜龙针法，调气安神，调肺滋阴，重在任脉。飞龙和潜龙联合应用，可调整阴阳。

三、飞龙针法基本功

要学习飞龙针法，首先要精通中医基础理论，要有扎实的针灸理论及实践功底。其次，最好学习练一练道家周天功，推荐练习李少波真气运行法、少林站桩功、太极拳。最后，平时最好学习点传统文化。

四、飞龙针法适应范围

飞龙针法，总的来说，可以调节阴阳，疏通十二经脉，培育元气。其中，飞龙通督，主要有补气补阳之功，适用于虚寒证、气虚证、中气下陷证、髓海不足证；潜龙入海，适用于阴虚阳亢证，治疗失眠、情志病等；五气朝元，主要补阳、补气；天门地户，适用于情志病、气致病，重在调理脾胃。

五、古今中外飞龙针法变式针法

飞龙针法是以针演道，从根本上调整人体阴阳的针刺治神针法。古今中外有很多类似或接近的针法，都可以补元气，壮命门，有类似飞龙针法通督补阳的功效。现简要介绍如下，以便临床中灵活选用，辅助飞龙针法，调阴阳，通经络，补元气。

与飞龙针法名称相同的一个针法，就是余氏阴阳九针中的“飞龙在天”。用来治两寸脉弱，气机不升，或脉迟缓，太阳经有寒湿，或右尺沉左寸弱，命门火衰，心阳不足等阳虚阳弱，阳气不升的病证。方法是在手大拇指第一节指背掌指关节处进针，沿指背中线向第一指关节皮下透刺。气化反应是刺入后缓缓捻转，患者背部有发热的感觉，腰酸背困、发凉症状消失或减少。阳虚寒湿严重的患者，我们常以此作为飞龙针法的前期铺垫针法。

但对于右尺脉弱，左寸脉沉弱，整体脉迟缓的命门火弱，心阳不足，还必须加用加拿大潘晓川老师的三焦命门针法，取阳池、外关，原络配穴。三焦通命门真火，与手厥阴心包经相表里，可以温补心肾之阳。若两尺脉皆弱，阴阳双虚时，除了飞龙针法五气朝元，可用道家雷火神针，启动肾间先天元气，让患者丹田饱满，然后再结合以上针法。

当元气足，两尺有力，寒湿除，可用道家通督针法在支沟或曲池，用手法通督；也可用飞龙针法在阳池通督；还可用腕全息理论，一针透阳池、外关、支沟，也可以通督。在飞龙针法实践中，可灵活选用。在传统针法中，八脉交会穴申脉配后溪，就可以助阳气，除膀胱经寒湿，我们临床应用加百会，称为小太阳针法。

善补阳者须阴中求阳，对阴寒重，脏腑寒，脉极沉的病人，我们用新加坡林全有先生的太阴太阳针法，先行温脏腑，启真阳，使阳从阴中产生而上升，以恢复天人相合之气机升降，然后再用飞龙针法，治病演道养生，所用穴位是太溪、阴陵泉、照海、申脉、阳陵泉、风市、百会。对阴寒极重的这种情况，我们也常加董氏的足三火，包括对于气机不畅的也加用开四关。

以上就是我们在飞龙针法临床中，常根据患者具体情况应用的一些补阳调阳之法。这些针法是术，缺少治神的针灸灵魂，可以在临床选用，对症治疗，却不能代替以针演道，治病、治神、养生融为一体的无极飞龙针法。

飞龙针法是无极针法的一个具体特色针法。无极针法主要是《内经》针刺治神法，治神的最高境界为“恬淡虚无”，也即儒家“无极”、佛家“空”、道家“无为”。所以飞龙针法可以身心双调而治病，养生、演道、学佛而进行性命双修。

第三节　无极针法的其他针法

一、太乙针法

此针法旨在随四时昼夜，调营卫之升降。

1. 太阳针法

即升卫助阳法。卫气出入于少阴肾经、阴阳二跷脉，太阳为开，太阴亦为开，脾升肺宣，卫气布于表，先行于太阳脉外。

以男性为例。早晨取左太溪、左阴陵泉、右照海、右申脉、左阳陵泉、右风市、左后溪、百会、右后溪、左风市、右阳陵泉、左申脉。下午三点以后，左右相反。绝大多数患者针刺后，背部足太阳经即发热，个别寒湿重或阳虚者，针入不发热，加一针命门、阳池，补后溪或阳池，也会发热。治神，意守腰部命门穴。起针时，从上到下，最后起太溪，涌泉发热，意守涌泉，育阴潜阳。腰部疾患可在腰部刺排针，颈椎疾患可加颈部的针法。

留针 10 ～ 20 分钟后，可在后溪烧山火飞龙通督。外感患者飞龙后，在合谷、列缺、风门、肺俞浅刺解表。五脏病，三高症、精神疾患，飞龙后，按督脉五行针针刺。

2. 阳明针法

降卫入阴，午后阴生阳降，卫气布于阳明，渐合于阴，合谷、列缺、通里、曲池取右，足三里、上巨虚、下巨虚取左，相反取也可。若通腑泄热，则用泻法。若合卫入阴潜阳的话，加陷谷透涌泉，涌泉治神守气。若治六腑病，中脘治神守气。若腹冷虚汗，可加温针灸。若中气下陷，合五气朝元，加飞龙。进针顺序由下而上，加百会或印堂治神。

3. 少阴针法

日落前申（下午 3 点～ 5 点）酉（下午 5 点～ 7 点）时用。也可用于长期失眠、神志不安者，阳不入阴者。

具体取穴：合谷、列缺、通里、神门、印堂、迎香、足三里、陷谷透涌泉、太溪、太渊、太冲、大白。严重失眠者，加安眠穴（手头各一穴）、四神聪、神庭、本神。耳穴可取心、肺、神门。肝郁者，四关用泻法。

卫气经足少阴肾经、阴跷脉、阳跷脉出入。夜入于阴二十五周，按五行相克运行，使五脏安宁。本针法先意守印堂治神，后意守涌泉治神，五原穴皆补。

4. 一气周流

五气朝元，肓俞、阴交、太溪、太冲、大陵、太白、太渊，启动先天真元，周流于五脏，补五脏元气。可先脏腑辨证，后与原络五输穴结合，治脏腑病。

治神的核心是五气朝元，肓俞、阴交针后，丹田饱满发热，再针原络五输穴。

二、三才动气针法

三才者，天、地、人也。头部为天，肩背夹脊穴附近为人，尻部尾间为地。

天部沿枕骨上缘向上三寸，正中线上三分之一即头骨人字缝处，正中线为颈部，两边人字线为肩臂手。中三分之一为胸椎，下三分之一即枕骨上 1 寸中线为腰骶部，从枕骨斜向外为腿。这个全息是笔者结合多家全息总结而出，对颈肩腰腿痛有针入痛减的效果。要领是定位准确，交叉定位找痛点。针刺达骨膜，让患者活动相应肢体。

人体面部全息，见于本书前面相关章节，这个全息是同侧相应。

人部六针：大椎旁开 0.5 寸、附分、膏肓。

具体操作方法：大椎旁开 0.5 寸两针，先用 1.5 寸针 45°斜向下刺，针感多沿太阳经向下传，然后提至皮下，沿皮向下透刺。附分两穴向肩井方向透刺。膏肓沿肩胛骨向肩峰方向透刺。针入留针时，嘱患者走动，也可做适度扩胸运动。

人部六针可治疗颈肩背、胸部多种疾患。

地部六针：腰眼、关元俞、次髎。

具体操作方法：腰眼向腹股沟方向斜刺，关元俞向环跳方向斜刺，次髎向正中线相对斜刺，腰眼针刺手法正确，气感下达足跟。

地部六针可治疗腰腿及下焦男、女科病，留针时，走动动气。

三才动气呼应，故可联动相配，治疗整体疾病。

三、五气朝元针法

在前面相关章节已有介绍，此不赘述。

四、七星造化针法

七星造化针法即为五气朝元加梁丘、血海，可以是五气朝元加强针法，且有阳郄梁丘主痛，阴郄地机主血，扩大了治疗范围。配合原、合两穴，辨虚实，明补泻，治疗脏腑经络病。其中，酸、软、麻、无力、冷为虚，热、肿、胀、痛、紧闭为实。

五、九元气血针法

此针法侧重于调妇科疾病。

取穴：左临泣、左足三里、左太溪、右太白、右公孙、右太冲、右三阴交、右血海、气海。

具体操作：公孙烧山火，气海治神。痛经患者，三阴交先泻后补（经期，气海换膻中治神）。美容，九元气血针加飞龙，加合谷，行营卫针法，加印堂治神。崩漏患者，印堂治神，段红、隐白、尾椎第三节灸或八髎找痛点灸。

六、天门地户针法

天地有四门，西北天门，东北人门，东南地户，西南鬼门，地不满东南，真阴藏阳中，西北乾卦位，在人体应手阳明大肠经，取原穴——合谷。故为解表第一穴，通天气。东南巽卦位，在任应足厥阴肝经，取原穴——太冲，为平肝第一穴，通地气，其对应足底有大筋，名为地筋。合谷配太冲，是传统针法，著名的四关穴，全息对应人之两眼，在太极图中亦对应阴阳两眼。四关穴，是治疗一切情志病、气郁气滞的有效配方。左常波先生发明的大叉穴，在合谷部透针，大大加强了行气导滞的功效。笔者在应用开四关时，根据实际病情需要，选取一组交叉对应的合谷、太冲，采用类似大叉穴的针刺方法治疗情志病，气郁气滞，疗效显著，名为天门地户针法。

行此法，要点有二：①选细针，进针缓慢，遇阻力或胀痛，不进针转而慢慢捻转，不痛时再缓缓进针，三进三出，留针外三分之一处；②行针时，配合均匀深呼吸。

以上方法仅为入门的途径而已，不应执着于具体针法，法无定法，应灵活运用、融会贯通，彻悟人体气机升降规律以及穴位的内涵，重在通过穴位启动人体的气机，以达到神气相依，治神调病的目的。

第四节　浅刺针法

浅刺针法本不属无极针法基本范畴，但因其操作方便、安全性高，且在外感疾病的治疗中疗效满意，故在此做一简要介绍。

浅刺针法就是在皮肤表皮进行的针刺手法。《内经》中对针刺提出刺皮、刺肉、刺筋、刺骨的分层刺法，刺皮就是调卫气之法。因肺主皮毛，故在外邪侵入人体早期，浅刺效果极好，有立竿见影之效。

英国郭松鹏在传统烧山火、透天凉基础上发明了极浅刺制热与极浅刺制凉法，对早期感冒、病程短的疾病及小儿病均有很好疗效。另外，北京李定忠老先生快速浅挑、佛山莫亦文针尖点压，可用于经络补泻和穴位补泻，也具有实践意义。一般认为，浅刺针法可以分为以下两种。

（一）极浅刺制凉法

极浅刺制凉法，就是在皮肤浅表膜上极浅刺入轻轻上挑，如做皮试。挑住后缓缓捻转，就有泄卫气、清热、解表的作用，可用于任何穴位。

（二）极浅刺制热法

极浅刺制热法，就是针尖刺入皮肤浅表膜后轻轻下压，就能引卫气入内，具有温阳除寒的作用。

二法除用于体穴，还可用于耳穴补泻，可调理全身疾病。

下面重点介绍极浅刺手法治疗感冒中的具体运用。

古人云："有一分恶寒，便有一分表证。"而恶寒与畏寒的区别即在于，恶寒得衣被不减，畏寒得衣被则减。

恶寒的辨证分型如下：

表寒证

临床表现为恶寒不发热，喉不痛，全身酸痛者，可用九味羌活汤、荆防败毒散，平和而好用。针刺用极浅刺制热法去解表，或用飞龙针法，龙飞立愈。

临床表现为鼻塞流涕，恶寒者，方药同上。针刺取穴合谷、液门、感冒穴、风池、风府，用极浅刺制热法解表。手法正确，几分钟即可解决。

表热证

一般表现为恶寒发热，喉痛。方用柴胡桂枝汤合银翘散。针刺时，先极浅刺制凉法清热解表（解表用上方），再刺三商、鱼际治喉痛。多数采用极浅刺后，几分钟即可明显减轻症状；少数热重者，点刺放血。

极少数还可加喇嘛、天窗，或者取风府至大椎寻压痛点。

感冒发热一般汗出而解，汗出而热不解乃里热。退热先解表，次治喉痛，采用退热穴、三商（放血）、发烧穴（食指与中指间，中指根指璞），用极浅刺制凉手法。高热者，在大椎向下七节，每节点刺放血，或在至阳穴用透天凉针法。

中指掌面二节中点放血，此穴亦名人中，放血可预防感冒。

下面介绍几种疗效颇佳的常见外感病的针药治疗。

1. 小儿发热感冒

可用上文讲的穴位或刮痧或刺血，另介绍一小儿发热方：柴胡10g，黄芩10g，银花10g，连翘10g，大青叶10g，板蓝根10g，僵蚕6g，蝉衣6g，甘草6g，水煎服。此为20世纪80年代青海省中医院陆长青方，应用几十年疗效很好。

2. 三草五根汤治疗高热不退（医院检查无严重感染者）

金银花10g，鱼腥草10g，大青叶10g，芦根20g，山豆根15g，桔梗10g，白茅根20g，葛根15g，生石膏30g，滑石30g，甘草10g，水煎服。

3. 咳嗽

表邪入里，属寒者，用参苏丸，有慢性支气管炎而咳喘者，方用小青龙加石膏汤、止嗽散等，针灸取穴经渠（附近观察皮色变化）、止咳穴（腕横纹上二寸到四寸之间，肺经上压痛点）、孔最、尺泽、背部天皇四穴加肺俞，也可刮痧。

肺热咳喘，银翘合麻杏石甘、桑菊饮，半夏、瓜蒌、黄芩等，针方同上，此不赘述。

4. 小儿高烧惊厥抽搐

可将手十二井穴放血，立醒，已经许多病案验证。另外，附一食疗方，白萝卜、鲜姜煮水喝，解表效好，还可酌加葱白。

第六章 无极针法修持法

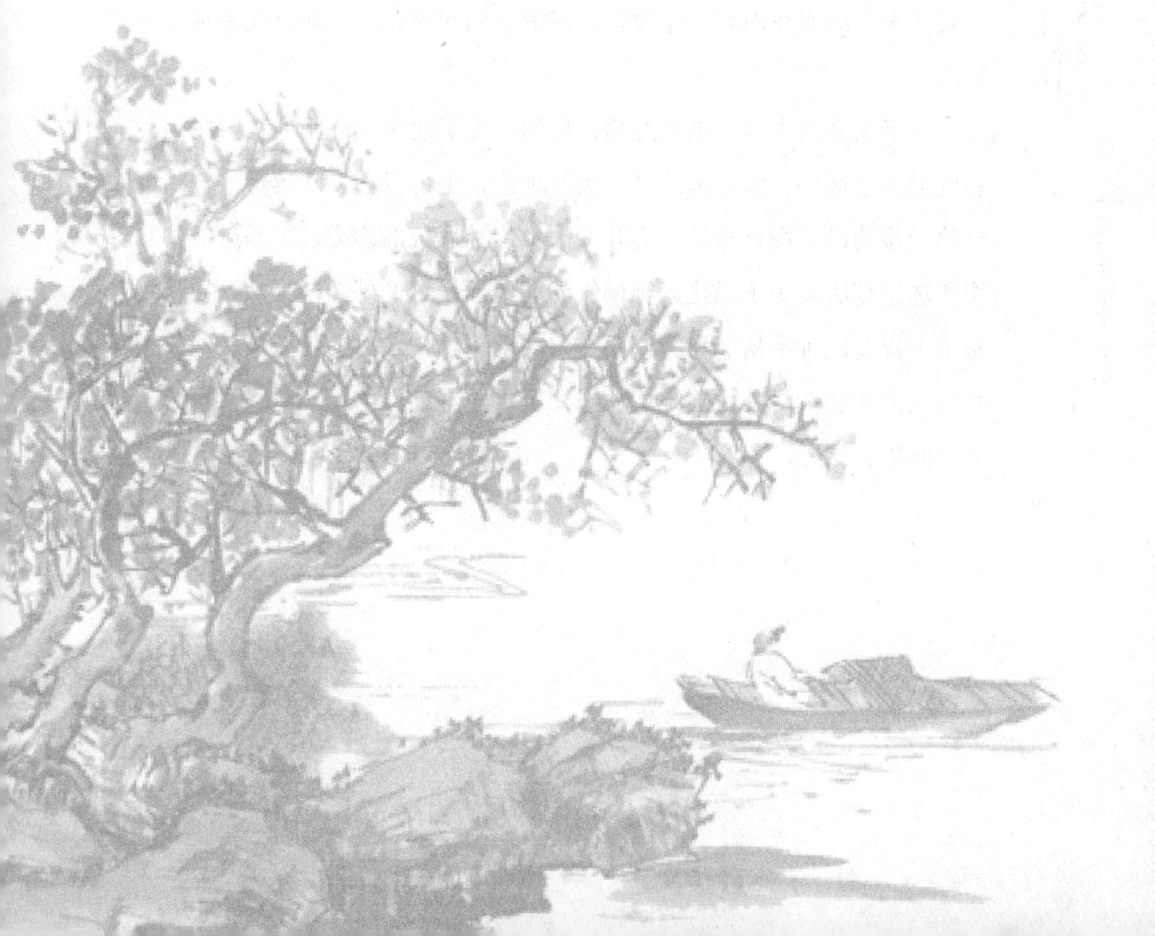

无极针法修持功法，医生修持可以体验中医脏腑气化理论，明气血之运行，提高运神治病的能力；患者修持可以充分调动自身的修复调节潜能，是治病的根本所在。只有将医生高超的技术和患者的自我修持结合起来，医患双方密切配合，才能“邪气乃服”，病可愈也。

《内经》曰：“病为本，工为标，标本相得，邪气乃服，标本不得，邪气不服也。”古代医家修持方法很多，但不外内功和外功两种。本书选择医道合一的真气运行法作为无极针法的主要内功修持功法，以体验人体气在经脉中的运行，验证“恬淡虚无，真气从之，精神内守，病安从来”的实在内容，作为患者在治病期间配合医生的自我治神祛病法。

本书选突出中医三焦的慧功，目的是为了使医生体验气在身内运行的另一个通路，即中医的“三焦”理论，也可以在真气运行法修持到第四步功以后配合慧功，为开发医生运神调气的能力打下基础。书中所选站桩法是为了强化运神调气的能力而设置的外功。当然，要从根本上提高此种治病能力，还要在内功上下功夫。以上是无极针法修持功法的主功。另外，围绕主功选择了一些辅助性的小功法，供医患双方修炼时参考。

第一节　修持功法介绍

一、真气运行法五步功成（作者：李少波）

（一）姿势

练习真气运行法有行、立、坐、卧四种形式，其中以坐式为主。除坐式之外，还可随时随地地采取多法进行。

1. 坐式

坐式有盘腿、垂腿两种姿势，可以按照个人习惯和环境条件选择。一般认为盘腿坐过于形式化，且易使腿麻，因此，一般认为采用垂腿（坐椅凳）坐式位更为便利。兹分别介绍如下。

（1）盘腿坐式："双盘式"是把左脚放在右大腿上面，再把右脚搬到左大腿上，两手相合置于小腹前面。这个坐法只是为了坐得稳固，不易动摇，但没有相当功夫不易做到。"单盘式"是把右腿放在左腿上面，手势如前法。这比双盘式易于做到。"自由盘腿"是将两腿相互交叉而盘坐，是一般习惯用的坐式。以上坐式可按个人习惯采用。

（2）垂腿坐式：坐在高低适宜的椅凳上，以坐下来大腿面保持水平为度，小腿垂直，两脚平衡着地，两膝间的距离以能放下两拳（拳眼相对）为准。两手心向下，自然地放在大腿面上。两肩下垂，腰须挺直，勿用力，不要挺胸驼背，也不要仰面低头。下颌略向内收，头顶如悬。体态以端正自然为标准。此式为现代习惯采用之姿势。

2. 卧式

右侧着床，伸右足屈左足，右手曲肘将手置于头之前下侧枕上，左手放在左胯上。此式应用为坐功之辅助，或病体衰弱不能坐者采用之。

3. 立式

立式有各种姿势，在这里不一一介绍。兹介绍方便易行的一个姿势，以为坐功之辅助。两脚并立，两手覆于丹田（左手掌覆于丹田，右掌覆于左手背上）。松肩垂肘，含胸拔背，虚心空腹，一切要求同坐式。

4. 行式

行路或散步时，目视前方三五步处，意守鼻尖，神不外驰，依行路的速度两步一吸两步一呼，或三步一呼三步一吸。如能长期锻炼此法，对走长路很有帮助，可以久行不倦。

（二）五官要求

1. 口腔

口唇自然闭合，上下齿相对，将舌上卷约成90°，用舌尖轻轻地抵住上腭。唾液分泌得多了，将舌放下慢慢地咽下去。咽津是很有益的，可以帮助消化，滋润脏腑。古人说："气是添年药，津为续命芝。"又说千口水可以成"活"。由此可见咽津的重要性了。

2. 眼睛

闭目内视，练哪一步功就内视那一部位。如第一步注意心窝部，就内视心窝部。若坐功时思想很乱，不能控制时，就把眼睛睁开，或注意鼻端片刻，把思路打断，闭目再坐。过去把这个方法叫作"慧剑斩乱麻"。

3. 耳朵

用耳朵留意自己的呼吸，使它不要发出粗糙的声音。保持从容自然，不可闭气使呼吸不畅，这是集中思想的好方法。

（三）练功须知

锻炼真气运行法，必须树立坚定不移的信心，持之以恒，勿求速成，也不要畏难而退。在锻炼期间，要顺乎自然，不要执意妄想，勉强追求，否则会欲速则不达。越是一意追求，有急躁情绪，就越不进步；意态越是融和自然，真气发动就越活泼，进步就越明显。因为执意妄想就成了扰乱真气运行法的杂念了。“恬淡虚无，真气从之”，不正是这个意思吗？

在练功过程中，因为身体上发生很多生理上的变化，出现各种触动现象，要泰然处之，不必惊慌失措，也不要执意追求。移时便会消失的。

（四）五步功成

第一步　呼气注意心窝部

1. 方法

练功条件准备好，即缩小视野，注意鼻尖少时，即可内视心窝部，用耳朵细听自己的呼气，使不要发出粗糙的声音。在呼气的同时，意念随呼气趋向心窝部，吸气时任其自然，不要加任何意识作为。再呼时仍如前法。久而行之，真气即在心窝部集中起来，这个方法也就是排除杂念的好方法。如果还是杂念纷扰，也可用“数息法”即呼气默数一，再呼气时默数二。这样一直数到十数，再从一到十反复数息，直到杂念不再兴起，即可放弃数息法。

为了要达到气沉丹田的目的，必须注意呼气，不要在吸气上打扰。

思想不能集中，是初学的必然现象。杂念一起，即便打断，屡起屡断，不要畏难而退，坚持 1 ～ 2 周，自然就克服了。

2. 时间

如果想如期完成这一段的练习，在时间上就要有一定的安排。若是条件许可的话，每天在固定的时间练习，养成习惯。没有定时的条件也不要紧，只要抓紧练习就行。要求每日早、中、晚各 1 次，每次 20 分钟。如能认真操作，10 天左右即可完成第一步功候。

3. 反应

练功到第 3 ～ 5 天，即感心窝部沉重，第 5 ～ 10 天，每一呼气时即感到有一股热流注入心窝部。这是真气集中的表现。有了真气的集中，就为学第二步打下了基础。如果开始就想气沉丹田，因距离太远，初学不易掌握，一时见不到效果，就有可能因此而终止。

4. 效果

开始几天由于不习惯，姿势也不够准确，会感到头晕，腰背酸困，呼吸也不自然，舌尖抵不住上腭等。这都是必然的现象，不要有顾虑，只要坚持锻炼，慢慢就会自然。

第二步　意息相随丹田趋

1. 方法

当第一步功夫做到每一呼气即觉心窝部发热时，就可以意息相随，在呼气时延伸下沉的功夫，慢慢地进一步向小腹（丹田）推进。不可操之过急，如果用力过大产生高热也不舒服。

2. 时间

依法每日 3 次，每次 25 分钟或半小时，10 天左右就可气沉丹田。

3. 反应

每次呼气都感到有一股热流送入丹田，往往小腹汩汩作响，肠蠕动增强，矢气现象增多，这是真气到小腹，肠功能发生改变，驱逐邪气的一种表现。

4. 效果

由于真气已通过胃区，脾胃功能已有改善，真气沉入丹田后，周围脏器如大小肠、膀胱、肾等都逐步发生生理上的改变，一般都感到食欲增进，大小便异常现象有不同程度的改善。

第三步　调息凝神守丹田

1. 方法

当第二步功做到丹田有了明显的感觉，就可以把呼吸有意无意地止于丹田。不要再过分注意呼气往下送，以免发热太过，耗伤阴液，犯“壮火食气”之弊。呼吸放自然，只将意念守在丹田部位，用文火温养。“少火生气”正是此义。

2. 时间

每日 3 次，每次增至半小时以上。这一段是在丹田培养实力阶段，需用时间较长，40 天左右可以感到小腹充实有力。

3. 反应

基于第二步气沉丹田，小腹发热明显，十数日后小腹内形成气丘，随着功夫增长，气丘也越来越大，小腹的力量感到充实。待有足够的力量，即向下游动，有时阴部作痒，会阴跳动，四肢有时活动发热，腰部发热。以上感觉出现的迟早也因人而异。

4. 效果

由于任脉通畅，心肾相交，中气旺盛，因此心神安泰，睡眠安静。凡心火上炎，失眠多梦，以及心脏不健康的疾患都有所好转。通过练功不断地给胃肠增加热能，脾胃消化吸收能力增强，体重增加；有的患者练功到一定时间（多在第三步后期），每周体重增加 2.5 ～ 4 公斤不等。但已经增足本人原来体重，则不再激增。精力充沛，元气充足，肾功能增强，患有阳痿病症的即大有好转。女子月经不调均有程度不同的改善。肾水旺盛，肝得滋荣，因此，在这阶段，慢性肝炎患者的肝功能有明显好转。

第四步　通督勿忘复勿助

1. 方法

意守丹田 40 天左右，真气充实到一定程度，有了足够的力量时，即沿脊柱上行。在上行的时候，意识随着上行的力量（勿忘），若行到某处停下来，也不要用意识向上导引（勿助），这个上行的快慢是基于丹田的力量如何。若实力尚不足，它就停下来不动。待丹田力量再充实，自然继续上行。若急于通关，努力导引，会和丹田力量脱节，这是非常有害的。过去把这种情况喻为“拔苗助长”，因此必须任其自然，这时真气的活动情况是不以人的意志为转移的。如果上行到“玉枕关”通不过，内视头顶就可以通过了。

2. 时间

每天可酌情增加坐功次数，每次时间也应延长到 40 分钟或 1 小时左右。因每个人的情况不同，有的人一刹那间就通过了，这样的力量很猛，震动也很大。有的须经数小时或数天才能通过；大多数是在 1 周左右，极个别通不过的，另有原因。

3. 反应

在第三步的基础上丹田充实，小腹饱满，会阴跳动，后腰发热，命门处感觉真气活跃，即“肾间动气”，自觉有一股力量沿脊柱上行，这种活动现象是因人而异。有人真气培养充足，一股热力直冲而上，势力很猛，一次通过督脉。有的行行住住，数日才可通过。有的像水银柱一样，随呼吸上下活动，渐次上行。在督脉未通之前，背部有向上拔的样子。如向后倾可以及时将身体调整一下。头部周围拘紧，有时沉闷不适，这是通督之前必有的现象。有些人遇到都种情况，产生惧怕心理，不敢再练，前功尽弃，殊为可惜。在这期间必须坚持加功，不可疑虑放松，一旦督脉通后自然轻松愉快。

在真气运行法的整个过程中，通督脉是一个飞跃，是个关键性的进步，为攀登更高峰奠定了基础。过去把这一段叫“积气冲关”（即尾闾、夹脊、玉枕），也称为“后天返先天”。

4. 效果

督脉通畅后，一呼真气入丹田，一吸真气入脑海，一呼一吸形成任督循环，古称“小周天”。只有在这种情况下，才能具体体会到“呼吸精气，独立守神”的实际情况。精气不断地补益脑髓，大脑皮层的本能力量增强。凡由于肾精亏损或内分泌系统紊乱所引起的头晕耳鸣、失眠健忘、腰酸腿软、月经不调、精神恍惚、易喜易怒、心慌气短、性欲减退等神经官能症状，都可以得到改善。长期坚持，可望康复。有的人因经络不通引起的多年不愈的顽症，通督后也霍然而愈，效果是非常明显的。一般人的表现是精力充沛，身体轻捷，判若两人。

第五步　元神蓄力育生机

1. 方法

原则上还是守丹田。丹田是长期意守的部位。通督以后，各个经脉都相继开通，如头顶百会穴处出现有活动力量，也可意守头顶。可以灵活掌握。

2. 时间

每日 3 次，每次 1 小时左右或更长一些，总的来说，时间越长效果越好。尚需 1 月左右的时间，各种触动现象才能逐渐消失，只剩下丹田与上丹田的力量更加集中旺盛。

3. 反应

在通督脉的前后 10 天内，浑身常有似电流窜动，皮肤发麻发痒有似虫蚁爬行，眉心鼻骨紧张，环唇麻紧，身体有时温热有时凉爽，皮肤随呼吸而动，吸时向里收合向上浮起，呼时向外扩放向下沉降，有时轻浮缥缈，有时重如泰山，有时无限高大，有时极度缩小，有时身躯自发运动等，这都是经络畅通、内呼吸旺盛、真气活动的表现。但是，这些表现也是因人而异。遇到这些触动情况，既不要追求，也不要惊恐，安心坐下去自然平复。坐到极静的时候，以上各种现象都消失了，鼻息微微，若存若无，而内行的真气越加集中旺盛，灵动活泼，明朗愉悦，非常爽快。在丹田则如水涵珠，在百会则如月华涌现，这种境界概为真气充足、生物电集中的表现。

4. 效果

根据身体的表现，尤其丹田与头顶百会穴互相吸引的磁性力量说明，实为大脑皮层的本能力量增强，内分泌谐调而旺盛。这种力量有形有色，功夫越深，这种力量表现得越明显活泼，它对全身的生理生活机能的调节就更好，真气也就更加充实，不断地补偿和增强身体的代谢机能，可充分发挥机体的潜在力量。因而活力旺盛，抗病免疫力增强了，一般致病因素就可大大减少或避免。原有的沉疴痼疾也可得到改善或治愈。坚持锻炼就可以达到身心健康、益寿延年。

结　语

以上五步功夫是循序渐进的。由于实现真气运行的五个步骤所要解决的具体矛盾不同，采取的方法也就不一样。它们之间又有共同的基本矛盾，就是集中真气，贯通经络，实现真气运行改善体质，所以它们之间又是互相联系、不可分割的统一体。前一步是后一步的基础，后一步又是前一步发展的必然趋势。

概括来看，真气运行的整个过程中，身体上将起到三种不同的变化，即：上面第一、二、三步主要是通过一定的形式，调整呼吸推动真气，使体内真气集中于丹田，这个阶段古称为“炼精化气”，是初级阶段；第四步是把丹田积足的真气，冲通督脉逆运而上，直达脑海，恢复和增强大脑的功能，提高大脑皮层的保护性抑制力量，这一段叫作“炼气化神”，是中级阶段，身体的变化比较明显；第五步以后，功夫更加纯熟精练，由于经络畅通无阻，功中产生的各种触动现象也都逐渐平静，越来越提高了真气运行的规律性，机体功能增强，活力旺盛，大脑皮层的保护性抑制力量发挥得更好，因此静境更加明显，表现为清清静静，心如止水的样子，这一阶段叫作“炼神还虚”，属于真气运行的高级阶段。

以上五个步骤，三个阶段，是真气运行法锻炼过程中的基本概况。在锻炼过程中，由于每个人的体质不同，具体条件又不一样，所以练功的效果与表现也是因人而大同小异。因此练功时既要顺乎自然，灵活运用，不能刻意拘执；又要本着一定的要求耐心求进，持之以恒，实为成功之要诀。

只有在身心安静的条件下，才能做到真气的集中与运行。所以在真气运行法的练功过程中始终强调一个“静”字，甚至一个人功夫进度的快慢深浅，也取决于静的程度如何。一些美好的内景，总是在高度入静情况下才能出现。为了保持这种静境，在练功时要求大脑皮层高度抑制客观世界所引起的刺激因素。

中医理论是符合“内因是变化的依据”这个辩证原理的。真气运行法之所以抑制外界刺激因素的反映，是为了致力于内部正邪两方面的斗争，以达到调节内气、培养本元、祛除疾病的目的。练功时外貌虽静，而内部活动非常激烈。只有通过内在的矛盾斗争，才能为真气运行扫除障碍。做功的人，特别是身体有残病的人，都会体会到，当功夫到了一定的程度，体内有隐患的部位，总是格外不舒服，一旦这种不舒服的感觉解除之后，那个病患也就消失了。正当不舒服的时候，也就是正邪斗争激烈的时候。

真气运行法是中医宝贵遗产之一，是医学长期实践的结晶。但是，认识程度的高低，取决于一定的时代条件。现代科学的发展日新月异，对真气运行法的探讨，绝不应停留在原有的水平上。应对其进一步地加以探讨和观察，这对消除至今仍威胁着人类生命和健康的各种疾病是有益的。

（五）通督时的几种正常反应

“通督”是真气贯通任督脉的一种简称，也有叫“通关”的。在中国古代，对它曾有过很高的评价，如《庄子·养生主》就曾说：“缘督以为经，可以保身，可以全生，可以养新，可以尽年。”“缘督以为经”，也就是使真气贯通督脉的意思。以后历代养生家，都曾以它为追求目标。如“若得不老，还精补脑”；“鹿运尾闾，而得长寿”；“后天返先天”；“河车搬运”等，讲的都是这个问题。

“通督”会带来许多生理变化，发生许多生理反应。按照真气运行法的五步功法练功，都会有“克期通督”的效应。通过对三百余人的观察，通督的生理反应有以下几种。

1. 两肾汤煎

两肾汤煎是指两个肾区发生温热的感觉。真气积聚到一定的程度，便会由丹田向会阴延伸，然后透过尾闾抵达肾区，这时便会感到两肾如汤煎之热。有的则不经过会阴，而由命门径至肾区。这种生理反应是气补肾阳的一种征象。

2. 命门跳动

命门跳动是指命门处有真气活跃跳动的感觉。在《难经》中曾有“肾间动气”的记载，这句话是否源于这种实践，已无从考证。但当真气在丹田充实到一定程度，对肾中元气充养滋助而有所发动，确会使人感到一种有节律的跳动，这种生理反应，当是肾中元气充足的一种征象。

3. 项背强急

项背强急是指项背脊柱出现强硬急迫的感觉。真气积累充足时，督脉中的真气，有一次上达贯通者，有似血压计水银柱之跳跃上升者，还有行行停停，断续上升者。在真气贯通督脉或将要贯通督脉之际，项背脊柱出现一种强硬急迫的感觉，当是真气充积于督脉之中的一种征象。

4. 玉枕震动

玉枕震动是指玉枕关处发生一次性的突然震动感觉。“玉枕”，位于枕骨下缘，为督脉最后一关，是有决定意义的一关，也是较难通过的一关，它距“元神之府”甚近，气抵于此，多受阻碍，常伴有憋胀感。通过时，亦多发生震动，有类似轰隆的声音感觉。这是真气充足，贯通督脉最后一关的征象。

5.“头箍”松解

“头箍”松解是指头的周围像有一种“紧箍”突然松解的感觉。在真气通过玉枕关前，头部通常出现一种戴上“紧箍”，或扣上“小帽子”的感觉，有的头部还兼有轻度眩晕的感觉。当为真气沿督入脑的征象。待真气通过玉枕关后，这种感觉会立刻消失。

6. 头皮奇痒

头皮奇痒是指头皮发生的一种奇特的瘙痒感觉。真气上达头顶，游溢于浮络之中，头皮就会产生一种奇特痒感。此痒感与一般痒感不同，似有不可搔抓触碰之势。如果搔抓触碰，则还会出现似有通透颅骨之感。当为真气氤氲于巅顶的一种征象。

7. 印堂拘紧

印堂拘紧是指印堂处出现一种拘紧的感觉。印堂，位于两眉之间。印堂拘紧，当为神气交融于该处的一种征象。

8. 舌尖颤麻

舌尖颤麻是指舌尖部发生一种颤麻抖动的感觉。舌抵上腭的作用，在于接通任、督二脉，古人曾喻之为“鹊桥”。真气借此，由督脉返还任脉。故而舌尖会发生一种颤麻抖动或吸附于上腭的自发动作。这是真气由督返任的一种征象。

从上述资料可以看出，对“通督”的非议和对“通督”的疑虑，都是无根据的。以上是属于共性的正常生理反应，还有不少属于个性的东西。识别个性的东西，就需要从体质的差异、疾患的程度、功法的掌握等方面，去加以分析识别。

上述八种生理反应的出现，常因人而异，不是人人皆有。我们曾对在同等条件下练功的 28 名健康人进行了统计，其结果为：①有“两肾汤煎”者 12 人，占 43%；②有“命门跳动”者 5 人，占 18%；③有“项背强急”者 25 人，占 89%；④有“玉枕震动”者 12 人，占 43%；⑤“头箍松解”者 24 人，占 86%；⑥有“头皮奇痒”者 27 人，占 98%；⑦有“印堂拘紧”者 28 人，占 100%；⑧有“舌尖颤麻”者 14 人，占 50%。其中有四项同时出现于一身者，居绝大多数。“通督”过程结束后，某些征象，有的会立刻消失，如“玉枕震动”“头箍松解”等；有的须逐渐消失，如“头皮奇痒”“命门跳动”等。

二、六字诀吐纳法

六字诀是一种祛病延年的吐纳呼吸法，为梁代医学家陶弘景所创。用“嘘、呵、呼、呬、吹、嘻”六字，分别与肝、心、脾、胃、肾、三焦相应，通过发六字之音，来治疗相应脏腑的疾病。

具体训练要领是：以发音定口形，鼻吸口呼，不出声音，可按五行相生顺序，每字六遍，然后有病脏腑相应的字加练六遍，见表 3。

表 3　六字诀属性表

六字诀	脏腑	开窍	四时	五行
嘘	肝	目	春	木
呵	心	舌	夏	火
呼	脾	口	四季	土
呬	肺	鼻	秋	金
吹	肾	耳	冬	水
嘻	三焦			

（一）六字诀训练法

六字诀训练法的治病机制，是利用读字音改变口形，用不同的口形呼气，产生不同的力量，影响不同脏腑经络的气血发生变化，从而作为治疗疾病的手段。口呼鼻吸，呼气时读字，但不能发出声音，呼气要稳而长，呼至不能再呼时，闭口以鼻吸气，反复操作。譬如肝经有病，做嘘字呼气，做到不能再嘘时，即感胁肋部（肝区）着力点最为明显，在嘘气时也宜注意两胁，可使肝气畅达。其他五字作法也是同样，呵气注意心区，呼气注意胃区，呬气注意肺区，吹气注意肾区，嘻气注意命门，或用意识指导放散于全身。

（二）治病运用法

肝：肝属木，四时应春，因此到了春季，容易发生肝阳上亢，头晕目眩，眼目红肿，两胁胀痛，性情烦躁等一系列症状，尤其素患肝病者春天较易发作。可用嘘气以平之。心为肝子，呵以泻之，肾为肝母，吹以润之。如不在春季，只要诊断为肝病也可按此法治疗。做次数多少，以知为度，不必太过。

心：心属火，四时应夏，夏日火旺宜做呵气以平心火，常见心火上炎之咽喉肿痛、口舌生疮、出气灼热、烦躁不宁，用呵以平之，脾为心子，呼以泻之，吹以济之。

脾：脾胃属土，旺于四季。如饮食积滞，消化不良，腹痛腹胀，呕吐作酸，用呼气治疗。心为脾母，呵气以加强脾胃消化功能。如因肝气郁滞引起的脾胃功能失调，须用嘘气平肝，然后再呵气助之。

肺：肺属金，四时应秋，秋季天气凉爽，毛窍收敛，肺经容易郁热，宜呬气以清肺热，如因外感发热咳疾，多作呬气治之。若肺气虚怯易受外感，应助呼气培土生金。

肾：肾属水，四时应冬。冬主闭藏，应吹气以固肾气。肺为肾母。当咽气以补肾。若因相火旺盛，烦热口干，小便赤涩，尿道不适等，又应以嘻气平之。

三焦：三焦主相火，为六腑中最大，根于命门，与各个脏腑经络生理关系都非常密切，是全身通调气机的道路。患三焦气滞、寒热、口苦、胸闷、恶心、小便黄等，用嘻气通利三焦，呬气解表，呼气以助胃气。

（三）孙真人四季养生法

春嘘明目木扶肝，夏至呵心火自闲，

秋呬定知金润肺，冬吹益肾坎中安，

嘻却三焦除烦热，四季常呼脾化餐，

切忌出声闻于耳，其功尤胜保神丹。

这个歌诀，按四时五行和人体脏腑经络属性，明确指出按季节锻炼的方法，以平衡脏腑经络的偏盛，并强调默念，不能让耳听到声音，方能收到良好效果。此外，练六字诀还有配合姿势的，是吐纳导引并用之法。

肝若嘘时目睁睛，肺病呬气双手擎。

心呵顶上连叉手，肾吹抱取膝头平。

脾病呼时须撮口，三焦寒热卧嘻宁。

嘘气时把眼睛睁大，是肝开窍于目，对治疗眼病有效。呬气双手向上托举，使呼吸加深，须于吸气时举手，呼气时双手落下，不快不慢与呼吸同时进行。呵气也是一样，吹气抱膝，腰肾用力，以抱膝不动为宜，呼吸毕起立，呼气撮口面微向上吐气。嘻气用卧式，是为使全身肌肉放松，若能自然放松，不卧也可。

三、慧功（作者：刘汉文、马慧文）

第一部　松、展、放、收

松、展、放、收是慧功的起步功法，是筑基功夫，而松又是筑基功夫中最主要的一环，所以放松也是慧功的基础。

（一）操练方法

1. 松在会阴

松会阴可牵动全身，利于血脉之流通，气息之运行。这是法轮（周天运气）的枢纽通道，是阴阳二气（先天气与后天气）必争之地和必由之路。

松的具体练法如下。

导引动作：轻轻地闭眼。由手指和脚趾开始，微微地蠕动，要上下配合齐动，协调熟练之后，把指和趾的蠕动逐渐蔓延，逐渐波及腕、肘、肩、踝、膝、胯、颈椎、胸椎、腰椎和骶椎，最后练到一动（指脊柱。这是原动力，是主要的），无有不动（指全身关节、肌肉。这是附带的，也是必需的）和内动（指内脏器官。这是目的，要刻意追求）外不动（肢体活动是次要的，可任其自然）；以至内外相合，运用自如的境界。但动要缓慢柔和，用意不用力，不间断，无棱角。

意念活动：由上到下，再由下到上，依次反复地内视身躯各个关节和肌肉放松的形态，用耳去听全身或某一部位的松动声音，耳目并用。但内视要缥缈，外表要安逸，切忌装腔作势和死守固定。“要慧于中，秀于外。”

吐纳方法：首先是自然呼吸，自觉舒适自然。而后逐渐过渡到存念于导引动作，无意于呼吸的“忘息”。

2. 展开慧中

展开慧中之后，才能体会到和运用好慧功中“笑从内心起”的“笑不休”，才能为舒五志（忧、怒、恐、喜、思），身心并修（改善生理功能和精神状态），特别是为“生慧”打开通路。

要展后外放、远射，不能守此定此。松会阴与展慧中，上下配合，阴阳交泰，久之，牝牡（阴阳二气）自然通透。

3. 放在全身

合目，透过慧中远视和遥想自然界日月、山川等宏伟壮丽景象，通过松会阴和展慧中把体壳、皮毛松散到宇宙的无边无际，把内在单一心境展放到虚灵的外境……

松是为了调身，放是为了调心，调息在身心得调之后自然形成。

4. 收归关元

即改合目远视外界为合目内视关元。“神返身中气自回。”用这种先重于开（松、展、放）后重于合（收）的功法，求得气的“先从内生，继而外来”“外为我用”，达到“回阳不漏”。

收，是藏的过程，要“耳闻于内（关元），目凝于中（关元）”，耳目并用。

收，在此部功“松、展、放、收”中用之，可得气生身；在第二部功“冲上贯下”中用之，可孕育成长；在第三部功“向横”中用之，可使气有所作为和储藏。总之，在全过程中，要使“气为我生，生为我用；用因有求，求后必得，得后归仓”。要完成先内（孕育）后外（壮大）再内（收藏）全过程，达到圆满、顺利、成功，回阳不漏，先生于内，后取于外，外为我用。

这种“先体内，继而体外，后又体内”的气功意念活动方法，是以“先生于内，后取于外”为法则，是禅密功所强调的。

（二）气感

练功一阶段后，先手足、后全身产生“气感”，如温、热、凉、麻、痒、酸、胀、疼、轻、重、大、小、空、无或吸缩、跳动等感觉，肌肉或肢体微动；偶见流星、闪电、旭日、钩月、五彩缤纷等光亮。这是气的产生和流窜过程中的正常现象，勿为之惊慌和疑虑，要一笑置之，欣然接受，不要想入非非或刻意追求（这点很重要）。

（三）注意事项

在展、放的目远视和遥想中，不可执着（勉强、固执）和想入非非。在松、收的内视中，勿忘勿助，既不掉以轻心，流于形式，也不刻意追求或死守一点、固定一点。

在呼吸方面，要自然舒适，绵绵密密，以至“胎息”之若有若无，即“似有者尚有之，似无者未真无”。

（四）姿势

不拘形式，不限姿势，以舒展大方、自然舒适为度。但坐势，要双掌相对，十指交叉，两拇指相抵，置于小腹下（掌心对气海穴），即

“合十”，以求“交经”，以助气感，以利沟通。卧势，宜仰卧。双膝向外微屈（两膝下可放小垫），双踵相抵；双掌分别覆盖于左右腹股沟，或“合十”抚于关元穴（两肘下可垫小枕）。

第二部　冲上贯下

这是在学练筑基功夫（松、展、放、收）之后的起步功法，是气由外来，外为我用，由气的内作用于外，又转回外作用于内的主要功法之一，也是学练和掌握单向（上和下）摄取外气的功法。

冲上，意念在天之最高处，接天根贯下，存念于地之最深处，接地根。两者轮换交替，上下往来，可贯脊肾，调气血，平阴阳，扶正治本。

（一）操练方法

两脚开之，与肩同宽，脚尖稍外撇。双膝微屈，膝关节要滑利不僵，腿要曲中求直。收臀，以消失腰椎生理性前弯为度。两臂微屈，置于头的两侧（掌心向里）。初练时，可置于胸前或腹前，掌与头或胸、腹的距离不少于 33cm。要“指、趾松散，腋胁空，头颈虚顶，展慧中，松会阴，体重落于踵”。落于踵的方法：以两脚跟连线中点为一个点，会阴、百会穴各为一个点，要求这下、中、上三点垂直一线，以维持身躯中正，放松全身，便利气息运行。

意念之上下往来，要贯通脊柱进行，由百会和双肩井穴冲上，经会阴和双涌泉贯下。一上一下，直达天地根，并且要缓慢、舒适和自然。

功毕，要收功。具体操作方法为：两掌交叠抚于脐下关元穴（掌心向内，男左手在里，女右手在里）。合目返观，沿脊柱内视关元，仍需耳目并用，如深意的体用和气的感受。

（二）功用

冲上可采阳，以补气；贯下可采阴，以养血。多上，上制下，可补命火，填真元；多下，下制上，可补肾水，养血分。上下往来，通理三焦虚实。此外，冲上可发，贯下可收。

（三）气感

“上，上上然气冲星斗；下，下下然气贯井泉。”学练此部功法，可初步体用人、地、天三者连通一体的实感与效应。

脊，可贯肾、填髓和通脑，以此为中轴，上下往来以意和气，连通外界之后，气可通透全身，同时又觉气由百会、肩井通天，气经会阴、涌泉入地。配合吐纳，“吐（呼）从地出而背上，纳（吸）由天来而胸下”，大可“出息，周通法界，入息，摄本归周”。

此外，有实体感，如顶天立地的气柱或光柱等。练功中，还偶有“雷鸣”“鸟语”和“花香”，这是在第一部功（松、展、放、收）中出现的“光”之后，相继而来的“声”和“味”。这是激发经气，循经内动，平秘阴阳过程中的景象。

（四）注意事项

以先学练贯下，后学练冲上为宜。平时操练也应按此先后顺序进行。在操练中，贯和冲的次数不限，但要相等。

要辨证练功，即可多贯或多冲。多是指时间长短而言，不是说可单练贯或单练冲，要上下往来，不可缺一。否则，阴阳虚实失调，气滞血瘀或气散血亏。

如日久上下意念活动不成，气感不足，可把意念方式改为围绕脊柱螺旋式上冲和下贯。要反正（逆时针和顺时针转向）盘旋上升和下降。一上一下为一遍，连续练三或六或九遍。这是“武火练之”的激励功法，有时虽可事半功倍，但要谨慎从事。高血压病人、眼底动脉出血患者和妇女在月经期、妊娠期勿练。

练功到此阶段，多人在一起练时，相互间要拉开距离，以免气场互相干扰。

第三部　向横

此部功法，是在冲上、贯下，即使气从内到外和从外到内以透身体、连天地的基础上，进一步使身、心（意）、息（呼吸）、气（人体场）、天（宇宙能或谓天地间浩然之气等）联在一起，同呼吸、互为用、“共命运”的功法。

（一）操练方法

意念向横，要横向无止境，直至人天合一（自身客观化、躯壳宇宙化或谓人天气场同步化），这是调心的延伸和深化阶段。横时吐（呼），吐自气海；横时纳（吸），纳归关元，这是调息的激发和急进功法。吐和纳，两者各自要上下、前后、左右、里外混元一体。一起放，放到无边无际；一起收，收到圆满成功。要气势磅礴，大有“气吞山河”之意，“地动山摇”之力。

横时吐，吐自气海，似被宇宙所引；横时纳，纳归关元，出自腹腔所吸。吐和纳，都似被动，出于自然。

功毕，要收功，方法同前。要“文火养之”，耐心等待，直至全身停动和周身气感消失，务求圆满顺利，勿漏勿泄。

（二）功用

此部功法，是冲上贯下的补充、扩展与增强，配套成龙，如虎添翼。由此，既可加强“却取于外”的意，又可充实“外为我用”的气。

（三）气感

至此，气感多样。诸如周身各穴窍或部位有冲击、跳动、吸缩、放大、清凉、温热、电麻、气息出入或流窜，甚至局部疼痛（不通则疼，通时复疼）等。此外，还会看到“外象”。

练此功法，确有“非颠倒，非进退，机同沐浴，又还非”的内在妙觉，进而内气充盈鼓荡，横溢四射，又外气四面八方涌入体内，似有“吞吐山河”之气，“摇撼天地”之力。对此，练功有素者，与人接触，尤其是病人，双方均有异常感觉。这是气的内作用于外，又外作用于内的结果，是气由内放射于外，又可吸收入内的体和用的过程。这种放射和释放（吐），是为了探索，有的放矢，有主动性和目的性；这种吸收和接受（纳），是为了体察、分析、鉴别，有选择性和结果。释放又接收，是“吐纳气法”的一个主要方法，可吐故、纳新，以此为手段进行诊断和治疗，是“沐浴功”功法之一。

（四）注意事项

练功中自觉身躯某一都位（皮肤、肌肉、关节、内脏器官等）或某一侧面有异常感觉时，要开目巡视，找出造成影响的人或物，设法避开，然后再练。

除第二部功冲上贯下中，多人一起练功时，要求练功者互相拉开间隔距离外，辅导员要努力为练功者排除周围自然环境中的一切干扰，也不要穿插在练功者之间，避免来自横向的人为的影响（助功时例外）。

四、站桩采气法

本功法是笔者根据平衡功和森林功改编而成。

（一）常见树木与五脏的配属

松树配肝脏，柏树配肾脏，杨树配肺脏，柳树配脾脏，桐树或苹果树配心脏。

（二）采气时间

在树气大量流动之时采气，即日落西山之后 2 ～ 4 小时内；其次是清晨，太阳未出之前。禁止在强阳光下练功。

（三）功法

1. 前丹田储气法

预备式：面对大树，距离 10 ～ 20cm，松静站立，两脚横开与肩同宽，脚尖稍向内扣，闭目平视，舌抵上腭。

动作：两臂前伸，虚腋，双劳宫对树，距树 2 ～ 10cm，上下移动，两腿配合手臂上下起，双膝缓缓屈伸，屈伸的幅度，视体质情况而定。年老体弱者，可微微屈伸，逐渐加大活动范围。脊柱保持正直，向上移动时，足趾扣地，提肛，如此反复进行 24 次或 36 次。

呼吸：向上移动时吸气，往下移动时呼气，鼻吸鼻呼，呼吸要逐步做到匀、细、深、长。

意念：向上移动时思“静”，意想劳宫、涌泉、前丹田同时进气，储气于丹田。往下移动时，全身放松，意想“松”字。

2. 后丹田储气法

预备式：背对大树，距树 10 ～ 15cm，松静站立，两脚横开，与肩同宽，闭目平视，舌抵上腭。

动作：全身放松，然后屈膝下蹲，双劳宫从体侧往后对着树，再缓缓上拉起立，同时足趾扣地，提肛，脊柱保持正直。膝下蹲的幅度，视体质情况而定，年老体弱者，可微屈伸，逐渐加大活动范围。当上拉手提到臀部以上时，慢慢向前移至丹田部位，稍停留片刻后，再下蹲，双手放松顺大腿绕膝，从体侧往后对树起立。这样反复 24 次或 36 次。

呼吸：屈膝下蹲时呼气，起立上拉时吸气，呼吸要求匀、细、深、长。

意念：屈膝下蹲时，全身放松，意想一个“松”字，起立上拉时思“静”，意想劳宫、涌泉、后丹田同时吸气，储气于丹田。

3. 背树站桩

姿势：两脚自然开立与肩平宽，两臂自然下垂，舌抵上腭，垂帘闭目。

呼吸：深长呼吸 24 次后，转入自然呼吸。

意念：吸气时想自然界的大气向全身汗毛孔内挤压，进入体内。呼气时想体内浊气从全身汗毛孔向体外放射，越大越远越好。

4. 收功

做完以上三式后，随吸气意想自然之气由外向体内进入丹田，然后双手抱至丹田，意想内气在丹田顺时针转 3 圈，逆时针转 36 圈，最后聚于一小点，稍站 2 ～ 3 分钟即可离开此树。

练此功，可以强化运神调气的治病能力，也可以作为运神调气治病后，补充能量、排出浊气的方法。

五、延年九转法

延年九转法，是转摩脘腹的一个动功功种。由清初方开编撰，后为叶至铣收辑在《颐身集》中。潘霨、王祖源编绘的《卫生要术》《内功图说》中更名为“却病延年法”。此法有宁心安神、理气宽中、和胃降逆、健脾润肠等作用。

（一）练功方法

1. 以两手中三指（食指、中指、无名指）按心窝（剑突下）由左向左顺摩圆转 21 次。

2. 以两手中三指，由心窝顺摩圆转而下，且摩且移，至脐下高骨（耻骨联合）为止。

3. 以两手中三指，由高骨处向两边分摩而上，且摩且移，摩至心窝，两手交接为度。

4. 以两手中三指，由心窝向下，直推摩至高骨 21 次。

5. 以脐为中心，以右手由左下向上顺时针绕摩脐腹 21 次。

6. 以左手由右下向左上，逆时针绕摩脐腹 21 次。

7. 以左手叉腰，人指向前，四指托后，轻轻捏定；以右手中三指，自左乳下直推至腿夹（大腿根）21 次。

8. 以右手叉腰，大指向前，四指托后，轻轻捏定；以左手中三指，自右乳下直推至腿夹 21 次。

9. 自然盘坐，两手握固，分按两膝上，两足趾稍收屈。将上身自左前转向右后 21 次，然后再自右前转向左后 21 次。摇身时可以逐渐将身向前后倾出，即向前摇时，可将胸肩摇出膝前，以至摇伏膝上，向后摇时，也尽量后仰。

（二）适应证

本法对失眠，胃脘不舒，腹部作胀，纳谷不香，嗳气上逆，大便不畅等症有治疗效果。

（三）注意事项

1. 操作时要凝神静虑，动作轻摩缓动，呼吸自然。姿势第一至八节，以正身仰卧为主，或自然站式。

2. 依次做完前八节为一度，每次可做 2 ～ 3 度，最后以第九节摇身毕。每日做 1 ～ 3 次，不宜间断，做第九节时，不可急摇用力。

3. 孕妇慎做或忌做。

六、固精法

固精法，是用于治疗肾气不固而造成遗精、滑泄等证候的自我锻炼方法。以下三种固精功法，可适用于身体虚弱或大病之后，精关关闭乏力，经常遗精，或在练内功过程中产生某些冲动，而引起的遗精。亦可扩大应用于阳痿、早泄等病证。

（一）闭气固精法

闭目，上视头顶，舌抵上腭，吸气时收提肛门，上缩睾丸。吸满气后，闭气不息，甚至不能憋住时，徐徐呼气。呼气时，轻轻放松肛门和睾丸，可重复做 4 ～ 5 遍。平时每次小便后，做闭气，提肛，缩睾 1 分钟左右，可防止遗精。

（二）导引固精法

卧位，头枕高，意守丹田，以右手指搭左手背上，左手手心按在肚脐上，双手同时用劲，先顺时针转擦36次，再逆时针转擦36次，然后手指并拢，双手掌重叠，从耻骨联合上推至心口，再从心口下推到耻骨联合，一上一下为1次，共做36次。之后，用双手将睾丸兜起，推入腹股沟内，并在其外皮上摩擦，上摩为擦，下推为抽，先左后右，一擦一抽为1次，共抽擦81次。口诀“一擦一抽，左右换手，九九之功，真阳不走”。如出现阳举不复，可用意念由龟头经丹田向会阴吸，提过尾闾，经夹脊玉枕，过泥丸，到上丹田守住片刻，连同津液下咽至丹田，同时闭口、咬牙、舌抵上腭，捉紧手足，如此3次，阳举可平复。

（三）吐纳固精法

站立，全身放松，先以意引气吞之，如咽硬物，送入脐中，至腹部有饱满感，再绵绵呼出，继之吞气下行，过中丹田，直达会阴，会阴有鼓突的感觉。如此重复做3遍后，将气稳于丹田，少腹有温热感时，收功。

七、咽津功

中国古代很多医学著作都记载了咽津的方法和作用，把口中津液称之为醴液、华池、琼浆、玉泉等。如晋·葛洪在《抱朴子》中记载：“能养以华池，浸以醴液，清晨叩齿三百过，永不动摇。”又如东汉文物“铜尚方规距镜”中铭文记载：“渴饮玉泉饥食枣。”这里浸醴液，饮玉泉就是古代咽津功。常年锻炼可以祛病、保健、延年。

（一）操作方法

姿势：静坐、静卧或站立都可。平心静气后，鼻吸口呼，轻轻吐三口气。

叩齿生津：轻叩牙齿 20 ～ 30 次，然后将舌伸至唇内齿外（口闭上），上下左右搅动，古称此为赤龙搅海，5 ～ 10 次后津液可生满口。

咽津：把口中津液分成三口，再用意念随吸气送入丹田。每次练生津法 3 次，每次分三口咽津。每日可练 3 ～ 6 次。叩齿和搅海既可生津又可固齿保健。

（二）歌诀

一咽二咽，气入丹田；三咽四咽，云蒸露甘；五咽六咽，内景充实，七咽八咽，肾水上升，心火下降；九咽加一咽，真气充沛，气通三关；常年锻炼，寿可百年。

第二节　修炼要领

在进行无极针法的修持功法练习时，掌握一定的修炼要领实属必要。现将其修炼要领总结如下，即：松静自然，练养结合，动静互益，循序渐进。

一、松静自然

松，指身心松弛。包括三个方面，一是肌肉、骨节放松；二是思想情绪放松；三是内脏放松。松，是静的前提，只有做到上述三个方面的松，才能谈得上静，才能进行练功。

松是治神锻炼过程中的一种体会，不能理解为松垮、松散。具体来说，练功中感到身体各部分没有紧张、紧迫的感觉，手足感到很安稳，头部很轻松，全身没有一处感到不舒适，这便是做到了肌肉骨节的松。进一步讲，练功时感觉到全身好像溶化似的，完全没有什么拘束，悠悠自在，杂念全无，有一种说不出的爽快和安静，这便是思想情绪的松和内脏松的反应。

如何做到练功时的松呢？首先得解除情绪上对疾病、身体素质的种种顾虑，有意识地暂且忘掉工作、生活中的各种事情，解除思想上的各种紧张情绪，保持愉快轻松的心情，这就做到了思想情绪的放松。解除了思想的紧张，还要解除躯体、四肢肌肉、呼吸等方面的紧张。每一种治神修炼功法，对躯体姿势、呼吸都有一定的要求，按照这个要求去做，就基本可达到形体的放松。就静功来说，如做到两眉舒展、含胸悬顶、沉肩虚腋、竖背松裆，就基本上可以做到形体的松。否则，如果两眉紧皱，胸部挺出，双肩耸起，头背不正这就很难使形体放松。那么内脏怎样才能松呢？一句话就是要少吃。不要吃得太多太饱，不要贪食美味，不抽烟，不饮酒，这样才能做到内脏的松。不然，抽烟多了，肺脏就无法松；酒饮多了，肝胆就无法松；经常饭吃得太饱，胃肠就无法松；能量过甚，脂肪太多，心脏血管就无法松。综上所述，要做到练功中所讲的松，一是放下思想负担，二是保持准确姿势，三是调节食量。

松是相对的，不是绝对的。一般来说，病患部位不容易放松，只有慢慢地随着疾病的治愈，才能放松。还有与练功特定姿势有关的一些部位也不易放松。如仰卧位的后脑、背部、臀部，靠坐位的背部、臀部，平坐位的臀部、下肢等部位。但是这些病患部位、姿势受压部位的不易放松，并不影响整体的放松。所以，不要追求绝对的松，实际上也不存在。

静，也是练功中的一种体会，包括三个方面的内容。一是要外环境相对安静；二是练功时的神要静；三是身体的本体要静。在这里神静，即意念的静是主要的，其次是本体的静。外环境的静，只是内静的条件。开始练功的人，要有一个比较安静的练功环境，随着功夫的积累，对环境的干扰也就能适应了。就能练成能“闹取静”。古人说：“地静不如身静，身静不如心静。”心静就是神静，也就是意念的静。

意念静，是一种特殊的真气功能态，不同于正常的清醒状态，亦不同于睡眠状态。古人用“万象咸空，一灵独存”来形容这种特殊状态。这就是说，一切杂念都排除了，连身躯也好像都不存在了，但对周围的环境又非常敏感，意识非常清楚，这就是内功治神法的神静状态。如果练功时恍惚昏沉，似睡非睡，失去了练功的意念，就不是内功修炼的神静，对身体也无益。

练功时神静的程度有深、浅之分。一般来说，练功时身体舒适，呼吸柔和，杂念相对减少，或者起了杂念能立即觉醒，并且排除，这就达到了初级的神静。在此基础上，进一步练功，杂念几乎没有，对外界的声音干扰闻如不闻，呼吸绵绵，神到气到，神气相合，身体上有轻、重、暖、痒等舒适感觉，这便进入了中级的神静。再进一步继续练功，不但杂念全无，而且各种感觉也全无，身体及周围一切都好像不存在了，但意识非常清晰，这便进入了较高级的神静。这里的神静，是相对于神的妄动而言，神的妄动即是杂念，只有排除杂念，控制神的妄动，才能做到神静，起到调动真气的效应。

所谓的本体静，是指在五脏放松的前提下，神静时五脏生理活动处于低耗能状态，便是本体的静。要做到本体的静，除了少吃之外，还要少食荤腥辣味。这一点也很重要，不然神的静态，也不容易进入高级状态。

自然，包含有规律的意思，另外整个物质世界也称为“大自然”。练功过程中顺应自然，一是顺应规律，二是从大自然中彻悟练功的法则。

就神静而言，练功初期都有杂念，即妄动的神。但通过特定方法的锻炼，就是控制妄动的神，从而排除杂念，达到神静真气生的状态。这个神静的状态，对人体内在能量真气的产生、增强、运动转化，具有直接激发作用，这是一个生命规律，练功时就要顺应这个规律。顺应了这个规律，就顺应了自然。就内丹术中小周天来说，进阳火有进阳火的时机，退阴符有退阴符的时机，沐浴有沐浴的时机，练功者必须顺应这个时机而或进阳火或退阴符或沐浴，才是顺应自然。另外，虽说“神行则气行”，但是以神引气而运行，也必须顺应人体真气运行的规律，才不至于出现“虚虚实实”之弊。举呼吸为例，初学者只要求自然呼吸，随着神的安静，真气旺盛，呼吸也就自然均匀缓慢，以至出现胎息。如果一开始就追求缓慢深长的呼吸，追求胎息，就违背了呼吸运动之规律，也就违背了自然。

二、练养结合

练与养有两层含义，一是指治神锻炼与生活保养；二是指一个具体治神功法中武火炼与文火养。只有将练与养相结合，才是完整的养生治病法。

治神锻炼的方法很多，本书所选无极针法修持法就是一些优秀的治神修身治病养生方法。关于日常生活的保养一般包括：节制房事、饮食有节、涵养德性等方面。这里重点谈谈修德的问题。一般人认为，一谈涵养品德就是在说教，与治病养生无关。其实不然，涵养德性是治病养生中一个重要的内容。人生活在充满矛盾的复杂的社会环境中，只有对自己从世界观、方法论及品德上不断地修养完善，才能自如地解决矛盾，豁达地对待人生，才能有一个稳定的心理状态，从而可以避免和减少由于七情刺激而带来的疾病因素。在治神修炼治病中，也才能更好地做到神的安静，充分调动自身真气的调节治病能力。古人修身时，非常注重行善积德，助人为乐，并不是为了得到人们的赞扬，而是为了自身心态的稳定，从而提高神的静境，增强自己的功夫。

所谓武火和文火，是内丹术中的术语。在内丹术修炼中，把神与有力的呼吸锻炼相结合的修炼法，称为武火烹炼；神与自然的呼吸相配合的方法，称为文火温养。在具体练功时，要求这两种方法相结合进行修炼，才能更好地调动和强化真气。

三、动静互益

动静互益，一是指动功与静功相结合，才能更好地发挥动功和静功的作用；二是指练动功时只有做到“动中求静”，才能发挥出动功的效益。练静功时只有做到神的动静结合（即武火与文火），才能更好地调动真气。

动功有利于气血的运行。吕不韦说：“流水不腐，户枢不蠹；动也，形气亦然。形不动则精不流，精不流则气郁。”然而在动功锻炼，只有将思想集中于形体的“动”上，才能做到“动中求静”，也才能更好地发挥动功的作用。静功有利于真气的产生。《素问·上古天真论》

中说:“恬淡虚无，真气从之。”在做静功时，也要做到静中有动，动静结合。排除杂念，神不妄动为静，神气相合，神随气动或以神引气便是“静中求动”。动静结合的练功方法在具体的运用上，还可参照下述方法。

（一）做静功前，做几节动功，有利于形体思想的放松，有助于修炼时神的安静。练动功时，功后练十几分钟静功，有利于动功功力的提高和气血的平复。

（二）从体力来说，能动的人尽量做动功配合静功，体力差的可先多练静功，少练或不练动功，体力恢复后，再逐步加动功。

（三）从性格上来说，抑郁型的以动功为主，配合静功；兴奋型的以静功为主，配合动功。

（四）从年龄上来说，青少年以动功为主配合静功，尽量做到动中求静；老年人当以静功为主，必须静中求动，当配合动功。

（五）从时间上来说，早晨先静后动，以便投入工作；晚上宜先动后静，以利于安静入睡。春夏多动，宜出汗；秋冬多静，动不宜出汗。

四、循序渐进

在治神修炼治病养生过程中，练功者容易犯两种错误。一是初期多急于求成，恨不得几天之内就治好病，结果有时事与愿违。二是松懈散慢，放任自流。这部分人，一种是开始就不相信自我锻炼法，不按医嘱去做，只依靠医生的治疗；另一种是刚开始急于求成，而没有起到自己理想的效果，最后失去信心，变得懒散。因此，必须强调患者一方面要有战胜疾病的信心和恒心，坚持不懈地进行自我治神锻炼，以配合医生治疗。另一方面又必须指导患者在锻炼方法上应由简到繁，时间上由短到长，循序渐进，慢慢增加功夫，克服急躁情绪，方能取得显著稳定的疗效。

具体就真气运行法来说，开始应首先掌握好姿势要领，待姿势掌握比较准确后，再配合呼吸和意念（神），这样分解开来学习，就能更好地掌握功法要领。掌握了功法要领才能较好地发挥真气调节机体的作用，而使疾病有明显疗效。在练功时间的安排上，也应逐渐增加。如一开始练上十五分钟，慢慢增加到三十分钟、四十五分钟、一个小时。不要一开始就坐很长时间，实际上也坐不住，既使勉强坐住，也静不下心来，这是无益的。在效果方面，由于练功者体质、病情和掌握功法要领程度的不同，获效时间相差也很悬殊，有的人几天后病情就有改善，有的人几十天，甚至一月以后病情才能好转。获效较早，更应当坚定信心，巩固成绩；获效较迟，要及时查找原因，总结经验，耐心坚持练功配合医生治疗，定会获得效果。总之，在疗效的获得上，也应遵守循序渐进的原则，切莫急于求成。

第七章 无极针法临床应用

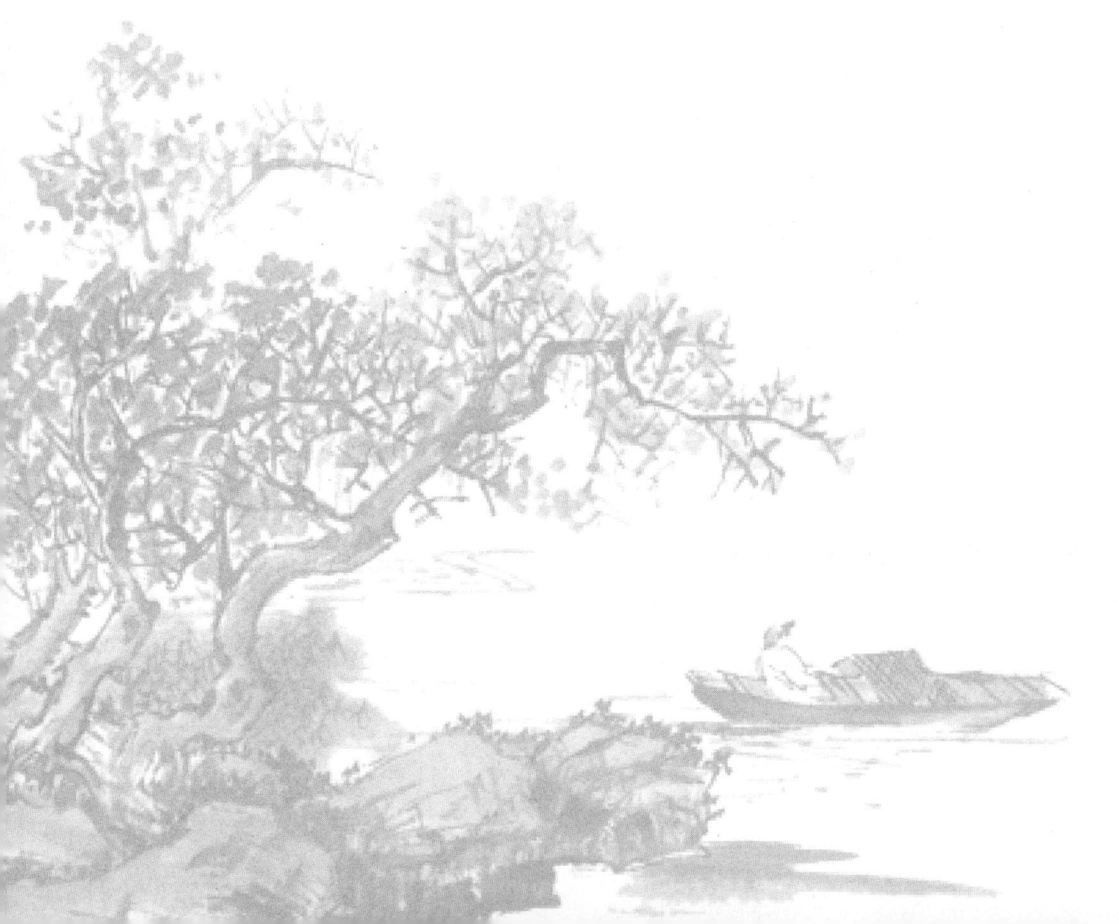

第一节　西医慢性病治疗

本节选择常见的六种西医慢性病，介绍中医对这些疾病的认识，以及无极针法对这些疾病的系统治疗方法。

一、慢性支气管炎

慢性支气管炎，简称慢支，是由于感染、理化因素等引起的支气管黏膜及其周围组织的慢性炎症。机体免疫力低下及自主神经功能失调对慢支的形成及发展亦起重要作用。主要临床表现为长期反复发作的咳嗽、咯痰或喘息。冬季或气候骤变时加剧，气温转暖和夏季缓解。疾病晚期，咳嗽、咯痰可终年不断，形成肺气肿后产生呼吸困难，此时常因合并感染使病情迅速恶化。临床早期或轻症可无特殊体征，多数患者于发病时肺部听到湿性和干性罗音，咳嗽或咯痰可消失，伴有喘息者，可听到哮鸣音。晚期病例可出现肺气肿体征。临床诊断主要根据病史及症状。凡有咳嗽、咯痰或伴有喘息反复发作，每年患病至少三个月，并连续两年以上，在排除伴有咳嗽、咯痰或喘息的其他心、肺疾病（如肺结核、支气管哮喘、心脏病）之后，即可做出慢支的诊断。

本病在中医属咳嗽、哮喘的范围。中医认为，本病的病机主要是痰浊壅肺，肺失宣降，肾不纳气。

【治疗原则】

本病的治疗分两个阶段。

第一阶段（发作期）：宣肺祛痰，健脾益气。

第二阶段（缓解期）：补肾纳气，通督益肺。

【取穴】

1. 发作期

取中脘为治神主穴。取天突、定喘、肺俞为配穴。在手太阴肺经循行线带上寻找阳性变化点取穴，也可按穴位全息律在手太阴肺经循行线带上取穴。

2. 缓解期

取关元为治神主穴。取命门、肺俞为配穴。四肢穴位可按发作期取穴，或根据病情变化在少阴肾经循行线带上寻阳性变化点取穴。

【操作方法】

让患者取平坐位，先让患者放松、闭目，意守中脘 5 分钟，然后对针具消毒处理后，在所选穴位上针刺，四肢穴及定喘、肺俞用泻法，中脘用补法，留针时让患者意念集中于中脘，医生也可运神调气于中脘以助功，留针 40 分钟左右。缓解期，针刺治神时，让患者意念集中在关元，其他操作方法与发作期相同。

【治神反应】

大多数患者按上述操作进行治神 5 分钟左右，中脘穴周围就感到不同于常态的沉重胀满感，进一步意守中脘，这种感觉就变化为有时温热，有时隐痛的感觉，并伴有肠鸣矢气等反应。治疗 5 天左右，中脘部的反应就会自行下移小腹部，这时候患者咳嗽、喘息等症就会明显减少。这时就可针刺治神关元穴，肾间动气就进一步得到强化，小腹部感到温热饱满有力，到一定程度真气就通过尾闾贯通督脉，在贯通督脉的过程中，往往该病有症状复发现象，并随咳嗽，常咳出一些青绿、灰暗、质稠的顽痰后，症状很快消失。这是肺气受督脉元气之助益，祛除顽痰的过程。继续治疗随督脉的通畅，十二经脉相继调通，疾病就会根本上进一步得到治愈。

【注意事项】

1. 针刺完毕后，必须指导患者按真气运行法配合六字诀进行自我治神修炼，1 日 3 次，每次最少 30 分钟。

2. 对治疗过程中病情的反应，必须正确地判断，然后鼓励患者认真配合，尽早渡过反应期，万不可停止治疗而功亏一篑。

3. 治疗期患者必须注意起居，防止感冒。

（上述是笔者 26 年前原有的治疗方案，现在介绍一些新的治疗思路）

【新思路】

“五气朝元”针法加双丰隆、双解溪、双商丘、双经渠、双孔最、双尺泽，再加一针中脘与关元作为治神主穴。

当丹田发热时，用飞龙针法通任督，调阴阳。

二、高血压病

高血压病是一种以动脉血压增高为主的临床综合征。西医学认为本病是外界及内在的不良刺激，如长期精神紧张而缺少体力活动，饮食中食盐量多和大量吸烟等，导致大脑皮质兴奋与抑制过程失调，皮质下血管舒缩中枢形成了以血管收缩神经冲动占优势的兴奋灶，引起全身细小动脉痉挛，从而使外周血管阻力增加，血压上升，长期持续的外周血管阻力增加，血压也就恒定升高。

本病在中医属眩晕、中风范畴。中医认为，本病主要病机是肾气虚，肝气上逆，肺不肃降，致使气血上逆而造成。

【治疗原则】

高血压临床分三阶段治疗。

第一阶段（控制血压期）：宁神健脾降血压。

第二阶段（变化反应期）：益元通督调阴阳。

第三阶段（稳定血压期）：育阴潜阳交心肾。

【取穴】

第一阶段：取巨阙为治神主穴，取太渊、大敦为配穴。另外在太阴肺经循行线和厥阴肝经循行线带上寻阳性变化穴或按穴位全息取穴。

第二阶段：取关元为治神主穴，配穴同上。

第三阶段：取涌泉为治神主穴，配穴加关元、足三里。

【操作方法】

第一阶段的治疗，患者取平坐位，闭目放松休息 5 分钟。然后对针具穴位消毒后，先针太渊，针刺时毫针必须刺在动脉血管壁外，留针时可见毫针随动脉的跳动而上下起伏，注意不可刺破血管。然后针刺巨阙、大敦、阳性变化点，行针时根据具体情况进行补泻。留针时让患者意念集中在巨阙，医生可在巨阙运神调气助功。

第二阶段的治疗，只是取关元为患者和医生治神主穴。其他操作同上。

第三阶段治疗时，加刺关元、三里，以涌泉为治神主穴，不针刺，治神法参考慧功“冲上贯下”多贯下。其他操作同上。

【治神反应】

在第一阶段针刺治神时，当患者意念集中巨阙、医生调气于巨阙时，该部位很快就有沉重胀热的反应，并常伴有肠鸣矢气现象，治疗后患者睡眠、饮食很快得到改善，血压也会慢慢下降。

第二阶段针刺治神时，患者意守关元，小腹部就有胀热，及全身经络有窜动的现象，当元气充盈到一定程度后，就会感到有气流通过尾骨沿脊椎上升现象，这期间由于任、督二脉尚未完全调通，真气上达头部进行调节大脑，所以患者往往感到头部更加不适，测血压比原血压略高或一样，这是正常调节反应，继续治疗，一般三四天或更短时间内，反应就会消失，并感到头部清爽舒适。

第三阶段，按慧功“冲上贯下”贯下为主，意守涌泉时，足底有胀热或凉麻的反应，血压也明显下降，接近正常范围。

【注意事项】

1. 针刺完毕后，患者必须按真气运行法进行治神修炼，一日 3 次，每次 30 分钟。通督后配合慧功修炼，注意多贯下少冲上。

2. 患者必须注意保持稳定的情绪，防止精神刺激。

3. 患者要注意休息，特别是脑力的休息。

4. 治疗过程中进入第二阶段后，血压得到控制，可鼓励患者逐步减服降压药。

5. 注意饮食调节，以低盐、低胆固醇的饮食为主。

【新思路】

“开四关”加潜龙针法，再加足三圣穴。严重者可以先用刺络法——舌下排栓法，然后再用上述针法调气。

三、冠心病

冠状动脉粥样硬化性心脏病，简称冠心病，是指冠指动脉粥样硬化使管腔狭窄或阻塞导致心肌缺血缺氧而引起的心脏病。目前国际上根据冠心病临床特点将其分为 5 种类型：①无症状型；②心绞痛型；③心肌梗死型；④缺血性心肌病型；⑤猝死型。本篇仅述心绞痛及其证治。

心绞痛是一种由于冠状动脉供血不足而致的短暂的、发作性的胸骨后或心前区疼痛。典型心绞痛有 5 个临床特点：①突然发作的胸痛，常位于胸骨体上段或中段后方，可放射至左肩、左上肢前内侧达无名指与小指；②疼痛性质为缩窄性、窒息性或严重压迫感，重者出汗、面色苍白，常迫使患者停止活动；③常有一定诱因，如劳累、兴奋激动、受寒或饱餐后发生；④历时短暂，常为 3 ～ 5 分钟，很少超过 15 分钟；⑤休息或舌下含服硝酸甘油片可迅速缓解。

本病的诊断，一般有典型心绞痛发作病史者诊断常无困难。一些症状不典型，应结合年龄、其他冠心病易患因素、心电图及其负荷测验等检查，也多可确诊。

本病在中医属真心痛、厥心痛、胸痹的范围。中医认为，本病的主要机理为肾气亏损，心气不足，致使心血瘀阻不通而发病。

【治疗原则】

频发期：行气活血，开窍祛痰。

缓解期：培元固本，交通心肾。

稳定疗效期：强元通督，助益心气。

【取穴】

频发期：取巨阙为治神主穴。取心俞、左天宗、内关为配穴。另外在手少阴心经、手厥阴心包经循行线带上按阳性变化取穴或按穴位全息律取穴。

缓解期：取关元为治神之主穴。配穴同于频发期。

稳定疗效期：以命门、神道为治神主穴。配穴同于频发期。

【操作方法】

患者取平坐位，闭目思想放松入静 5 分钟。医生对针具及穴位消毒后，针刺四肢的反应点和内关穴，平补平泻。再针刺心俞、左天宗及各期治神主穴用补法。留针时让患者意守于主穴上，医生也可运神调气助功，留针40分钟后起针。

【治神反应】

当医生与患者针刺治神治疗时，在频发期一般5分钟左右患者即感巨阙部位或心前区有胀、热、凉、隐痛等反应，持续20分钟左右这些反应便消失。连续针刺六七次，这种反应就基本消失，只感巨阙部位有胀热反应，一般心绞痛次数也相应减少，此时就可转入二期治疗。当针刺治神于关元时，小腹部就有胀热的反应，大部分也有腰酸困乏的感觉，这是补益肾气的反应。当肾间元气充盈到一定程度后，督脉中有了气感反应时，即可按第三期针刺命门、神道，这期间由于心气得到肾脏元气的助益，正气与潜在的病邪重新相争，部分患者心前区可有暂时不适反应，一般继续治疗一两次，反应就消失，疾病也进一步得到治疗。

【注意事项】

1. 患者针刺完毕后，每天必须按真气运行法配合六字诀进行治神修炼，每日3次，每次30分钟。

2. 治疗期间患者必须注意保持情绪稳定，脑力、体力活动不可劳累。

3. 注意饮食调节，以低胆固醇的饮食为主，饥饱适中。

4. 治疗期间禁止房事，病愈后也要适当。

【新思路】

“五气朝元”加左内关、左大陵、左间使，配左手第二掌骨心穴，用关元治神，丹田发热后，飞龙针法通任督，调阴阳。

四、慢性胃炎

慢性胃炎是由不同病因所引起的一种胃黏膜慢性炎症，发病率有随年龄增加而升高的趋势。病因可能与下列因素有关：①长期进食或服用刺激性饮食、药物；②口咽部慢性炎症，由于细菌性分泌物及其他毒素经常被吞入胃内，可致胃黏膜受损；③中枢神经功能失调，对胃神经的反射性调节可以减退，使胃黏膜的保护功能低下，形成营养障碍，导致慢性炎症的发生；④胆汁反流，幽门括约肌功能失调所引起的胆汁反流入胃，可破坏胃黏膜屏障而引起炎症。临床上按病理特性分为 3 类：浅表性胃炎、萎缩性胃炎、肥厚性胃炎。一般常见症状为进食后上腹部疼痛，亦可表现为无规律的阵发性或持续性上腹疼痛。凡临床有上述症状者，在 X 线胃肠钡餐检查无明显器质性病变后，胃镜检查结合胃黏膜活检可以明确诊断。

本病在中医属腹痛、胃脘痛、腹胀的范围。中医认为，本病病位在胃，与肝、脾、肾、大肠、小肠均有关系。

【治疗原则】

1. 补益脾胃，调通六腑。

2. 培元固本，调和肝脾。

【取穴】

一组：取中脘为治神主穴，取天枢、内关、足三里、上巨虚、下巨虚为配穴，也可在手足阳明经循行线带上按穴位全息律取胃穴。

二组：取关元为治神之主穴，取膈俞、肝俞、脾俞、胃俞为配穴，并在足少阴肾经或足厥阴肝经循行线带上按穴位全息律取胃穴。

【操作方法】

使用第一组穴时，患者取仰卧位，针前嘱其舌抵上腭，闭目，思想放松，注意心窝 5 分钟。医生对针具和穴位消毒后，先针四肢穴，根据具体病情进行补泻，再针天枢、中脘，天枢用泻法，中脘用补法。留针时，让患者意念集中于中脘，医者以神引气，调气于中脘，留针 40 分钟。

使用第二组穴位时，患者取平坐位，留针时患者意念集中于关元，医者调气于关元或脾俞、胃俞部位，其他操作同第一组。

【治神反应】

使用第一组穴，在患者意念集中在中脘、医生调气于中脘时，上腹部出现胀、热、隐痛及肠鸣矢气的现象。针刺 5 天左右，再针刺治神时，上腹部出现温热、轻松舒适的反应。

使用第二组穴，在患者意念集中关元，医生调气于关元时，患者感到小腹部胀热及督脉循行线带部位出现或热或凉的气流感。

【注意事项】

1. 每天针刺后，患者必须按真气运行法配合六字诀进行锻炼，1 日 3 次，每次 30 分钟。另外，可配合延年九转法进行腹部自我按摩。

2. 注意进食易消化、少刺激的食物。停服刺激性药物、戒除烟酒。

3. 有口腔感染者，应积极治疗。

【新思路】

“五气朝元”配“断玉分流”针法加内关，用中脘治神。

五、慢性肾小球肾炎

慢性肾小球肾炎，简称慢性肾炎，是由多种病因引起的原发于肾小球的一组免疫性炎症疾病。慢性肾炎患者除小部分是由急性肾炎迁延不愈演变而成外，大多数患者起病缓慢，病程长。临床主要表现有水肿、高血压、蛋白尿、血尿、肾功能不全等。

本病在中医属水肿、淋证、癃闭、眩晕等范围。中医认为，本病的主要机理是肾气虚弱，膀胱气化不利，水湿泛滥。

【治疗原则】

健脾化湿，补肾利水。

【取穴】

取中脘、中极为治神主穴，取三阴交、足三里为配穴。另外在足少阴肾经循行线带上寻阳性变化点或按穴位全息律取穴。

【操作方法】

患者取仰卧位，闭目，思想放松，注意心窝部 5 分钟。医生对针具及所选穴位消毒后，先针刺四肢穴，根据具体病情进行补泻行针，再针刺中脘、中极用补法。留针时，治疗前 5 天，让患者意守中脘，医生也在中脘调气助功。大约 1 周后，即可让患者意守中极，医生也重点在中极穴运神调气助功。

【治神反应】

治疗初期，医患双方治神于中脘时，患者心窝部有沉重、胀热、肠鸣矢气、口水增多等反应；治疗中后期，医患双方治神于中极穴时，患者有小腹部饱满、温热的反应，腰部有酸困发热反应，这期间部分患者还出现下肢水肿加重的现象。结合整体情况，如无大的病情变化，就可判断出是调节疾病的反应，坚持继续针刺，随水肿的消失，疾病可常明显好转。进一步的反应可参考“治神反应”一节。

【注意事项】

1. 每天针刺完毕后，让患者按真气运行法配合六字诀进行治神锻炼，每日 3 次，每次 30 分钟。

2. 注意增加营养：多食优质蛋白，如牛奶鸡蛋、瘦肉、鱼肉等，尽量减少植物蛋白的摄取，如豆类、米、面等，以提高机体抗病免疫力。

3. 治疗期间严禁房事，病愈后也要适当。

【新思路】

“五气朝元”加双太溪，右“三皇”穴（董氏穴），用关元治神，最后飞龙针法通任督，调阴阳。

六、神经衰弱

本病是一种常见病。常由于精神过度紧张引起，以乏力、易疲劳、易激惹、头痛失眠、注意力不集中等为主要特征。一般认为，易病素质的个体因长期的学习负担过重、工作忙乱、内心冲突、过度紧张、郁郁不快等心理反应易得本病。易病素质是指遗传因素与后天环境影响形成的个体生理和心理特征。据临床观察，多数神经衰弱患者的性格为胆怯、自卑、多疑、敏感、依赖性强、缺乏自信；或为主观、任性、急躁、好强、自制力差等。临床表现为头昏眼花、头重头痛、失眠多梦、记忆力减退、注意力不集中、疲乏无力、全身酸痛、畏光、心悸胸闷、食欲不振、手足发冷、早泄阳痿、月经不调等。白天昏昏欲睡，无精打采，上午稍轻，下午尤重，晚上则失眠多梦，故翌晨更是头昏脑涨，疲惫乏力。一般于情绪愉快或适当休息后减轻；心情闷郁、思虑过度、休息不足时加重。早期症状常反复波动，随病程延长，症状渐渐增多，且持久固定。

本病在中医属于郁证、不寐、惊悸怔忡、头痛等范围。本病临床症状复杂，中医治疗要根据其具体病情辨证论治。针刺治神法，对本病以整体治疗与症状的治疗相结合，常获得满意效果。

【治疗原则】

疏肝健脾，交通心肾。

【取穴】

头痛头昏突出者，取印堂为治神主穴，取足三里、三阴交、中脘、关元为配穴。并在手足少阳经循行线带上寻阳性变化点或按穴位全息律取穴。食欲不振、心悸失眠明显者，取巨阙为治神主穴，印堂、关元、足三里、三阴交为配穴，并在手足阳明经循行线带上寻阳性变化点或按穴位全息律取穴。阳痿早泄、疲乏无力、记忆力减退者，取关元为治神主穴，印堂、中脘、足三里、三阴交为配穴，并在足少阴肾经循行线带上寻阳性变化点或按穴位全息律取穴。

【操作方法】

参考“高血压”“慢性胃炎”“慢性肾小球肾炎”三病的针刺操作方法。

【治神反应】

按“治神反应”一节，对患者出现的退病反应进行判断指导。

【注意事项】

1. 每天针刺完毕后，让患者按真气运行法进行治神锻炼，1 日 3 次，每次 30 分钟，并配合中位马步站桩强化训练。

2. 患者家属必须给患者创造和谐愉快的精神环境，有利于患者的精神调节。

3. 妥善安排工作和学习的强度，注意劳逸结合，加强体育锻炼。

4. 头昏头痛明显者，可加头面五官按摩法自我按摩锻炼。失眠、食欲不振者，配合锻炼延年九转法。阳痿早泄、遗精严重者，加练固精法。

【新思路】

“五气朝元”加镇静六穴、怪三针和“潜龙针法”。治神印堂。

第二节　中医常见病证的治疗

本节重点介绍中医内科常见病证的病因病机、辨证、治疗及注意事项，对各个病证的针刺操作方法和治神反应则略而不述，以免内容重复，具体运用时请参照相关章节的内容。

一、中风

中风是以猝然昏仆、不省人事，伴有口眼㖞斜、语言不利、半身不遂，或不经昏仆而仅以㖞僻不遂为主症的一种疾病。其发生多由肝阳偏亢、气血上逆所致，故有眩晕、指麻等先兆症状。中风包括脑出血、脑血栓形成、脑栓塞等脑血管意外疾病。

本病的发病原因，主要是在阴阳失调、肾气虚弱的情况下，因忧思恼怒，或嗜酒、劳累等诱因，遂致风阳煽动，心火暴盛，风火相并，气血迫走于上，痰浊凝滞络窍，以致脏腑功能骤然失常，阴阳之气逆乱而为闭证，两相离决而致脱证，或反见经络阻滞等证候。临床上按其发病浅深程度不同，可分为中脏腑、中经络两类证候，作为辨证和治疗的依据。

【辨证】

1. 中脏腑

病深入脏腑，证见突然昏仆，神志不清，并见半身不遂，舌强语涩，口眼㖞斜等症。根据病因、病机不同又可分为闭证和脱证。

（1）闭证：多因气火冲逆，血菀于上，肝风煽紧，痰浊塞盛。证见神志昏沉，牙关紧闭，两手紧握，面赤气粗，喉中痰鸣，二便闭塞，脉弦滑而数。

（2）脱证：由于真气衰微，元阳暴脱。证见目合口张，手撒，遗溺，鼻鼾息微，四肢逆冷，脉象细弱等。如见汗出如油，面赤如妆，脉微欲绝或浮火无根，为真阳外越，证情凶险之证。

2. 中经络

病在经络，未及脏腑；或脏腑功能渐见恢复，而经络气血仍然阻滞。证见半身不遂，肌肤不仁，舌强语涩或口眼㖞斜，脉多弦滑或兼浮象。

【治疗】

1. 中脏腑

（1）闭证：取督脉和十二井穴及手足六阳经循行线带上的头穴。用毫针泻法或点刺出血。常取水沟、十二井、太冲、丰隆、劳宫、百会、六阳经头穴等穴位。

（2）脱证：取任脉经穴和六阳经头穴为主。用毫针补法结合艾灸及医生运神调气法。常取关元、神阙（隔盐灸）、足三里、中脘、六阳经头穴等穴位。

2. 中经络

中风后遗症或中经络所致半身不遂和口眼㖞斜的治疗，主要以调通任督为原则。因此，按真气在任督运行的规律，在治疗过程中依次选中脘、关元、印堂为治神主穴。半身不遂者，上肢取肩髃、曲池、外关、合谷等穴，并在手阳明经循行部位寻阳性变化点或按穴位全息律取穴。下肢取环跳、阳陵泉、足三里、解溪、昆仑等穴，并在足阳明经循行部位寻阳性变化点或按穴位全息律取穴。口眼㖞斜者，取地仓、颊车，并取对侧合谷、同侧内庭、太冲，或在对侧手阳明经循行线上寻阳性变化点及全息穴，在同侧足阳明经循行部位寻阳性变化点及全息穴。

【注意事项】

1. 对于中脏腑的患者有条件时可配合西医学急救措施进行抢救。

2. 对于中风后遗症及中经络的患者，除针刺之外，必须配合真气运行法锻炼，1 日 3 次，每次最少 30 分钟。

3. 对于有中风先兆者，除针刺治神之外，指导患者注意饮食起居，保持情绪稳定，作为预防措施。

【新思路】

“九元气血针”补气血，配合蔡氏头排针，结合上述传统针刺方法。

二、痹症

“痹”有闭阻不通的意义。外邪侵袭经络，气血闭阻不能畅行，引起肢体、关节等处出现酸、痛、麻、重及屈伸不利的症状，名为痹症。本病可包括西医的风湿热、风湿性关节炎、类风湿关节炎、纤维织炎以及神经痛等。

发病原因，多由卫气不固，腠理空疏或劳累之后，汗出当风，涉水冒寒，久卧湿地等，以致风寒湿邪乘虚侵入，经络闭阻，发为风寒湿痹。《素问·痹论》说：“风寒湿三气杂至，合而为痹。”此外有因素体热盛，感受风寒湿邪，郁而化热，发为热痹者。

【辨证】

1. 风寒湿痹

关节酸痛，或部分肌肉酸重麻木，迁延日久，可致肢体拘急，甚则关节肿大为主证。由于人体素质不同，感受风、寒、湿三气各有偏胜，因此分为风气胜者为行痹，寒气胜者为痛痹，湿气胜者为着痹。

（1）行痹：肢体关节走窜疼痛，痛无定处，有时兼有寒热，舌苔黄腻，脉浮。

（2）痛痹：遍身或局部关节疼痛，痛有定处，得热稍缓，遇冷则剧，舌苔白，脉弦紧。

（3）着痹：肌肤麻木，肢体关节酸痛，疼痛有定处，阴雨风冷每可使其发作，苔白腻，脉濡缓。

2. 热痹

关节酸痛，局部热肿，痛不可近，关节活动障碍，可涉及单关节或多个关节，并兼有发热、口渴、苔黄燥、脉滑数等症状。

【治疗】

本病以关元为治神主穴，取与患部相关经络线上传统穴，及其阳性变化点或全息穴。对患部及阳性变化区，采用皮肤针叩刺、三棱针点刺加拔火罐法。对循经所取传统穴，根据具体病情进行补泻，留针时除患者意念集中关元外，还可加“以神引气法”以疏通经络。对于寒胜的痛痹还可采用针灸并施法。

患部传统循经取穴：肩部——肩髃、肩髎、臑俞。肘臂——曲池、合谷、天井、外关、尺泽。腕部——阳池、外关、阳溪、腕骨。背脊——水沟、身柱、腰阳关。髀部——环跳、居髎、悬钟。股部——秩边、承扶、阳陵泉。膝部——犊鼻、梁丘、阳陵泉、膝阳关。踝部——申脉、照海、昆仑、丘墟。行痹加膈俞、血海，痛痹加肾俞、命门，着痹加足三里、商丘，热痹加大推、曲池。

【注意事项】

1. 本病除针刺之外，必须指导患者按真气运行法进行自我治神锻炼，每日 3 次，每次 30 分钟。

2. 医生指导患者进行自我点穴，按摩及功能锻炼。

3. 本证须与骨结核、骨肿瘤鉴别，以免延误病机。

三、痿证

痿证，是指肢体痿弱无力，不能随意活动，或伴有肌肉萎缩的一类病证。本病无疼痛，其证以下肢痿弱较多见，故又称“痿躄”。本证常见于多发性神经炎、小儿麻痹后遗症、早期急性脊髓炎、重症肌无力、癔病性瘫痪以及周期性瘫痪等。

发病原因，多由外受风热，侵袭于肺，耗伤肺之津液，以致筋脉失去濡润，或由湿热之邪蕴蒸阳明，阳明受病则宗筋弛缓，不能束筋骨利关节；或因病久体虚，房室过度，肝肾精气亏损，筋脉失于荣养，均能引起本证。

【辨证】

痿证以四肢筋肉弛缓无力，失去运动功能为主证，与痹症的酸重疼痛妨碍运动者不同。初起多有发热，继则上肢或下肢，偏左或偏右，痿软无力，重者下肢完全不能运动，肌肉日渐瘦削，但无疼痛的症状。

1. 肺热：兼有发热，咳嗽，烦心，口渴，小便赤短，舌红苔黄，脉细数。

2. 湿热：兼有身重，小便混浊，胸闷，或两足发热，得冷则舒，舌苔黄腻，脉濡数。

3. 肝肾两亏：兼有腰脊酸软，遗精早泄，脉细数，舌质红。

【治疗】

以调通任督为主要治法，四肢取穴多在足阳明经和足少阴经循行线带上，或按传统取穴法选穴，或按阳性变化点选穴，或按穴位全息律取穴。调通任督之法是取中脘、关元为治神主穴，通过医患双方的治神，调动真气，贯通任督。四肢穴，如肺热及湿热者，单针不灸，用泻法；肝肾阴亏者，针用补法。另外，肺热者加尺泽、肺俞；湿热者，加阴陵泉、脾俞；肝肾阴亏者，加肝俞、肾俞、悬钟、阳陵泉。

【注意事项】

1. 本证疗程较长，需耐心施治，另必须指导患者按真气运行法进行自我治神训练。

2. 指导患者家属，每天进行点穴，按摩和帮助患者功能锻炼。

【新思路】

可采用“五气朝元”，用关元治神，培育元气。王氏下地皇针，疏通下焦气机，配合局部的按摩推拿治疗。

四、腰痛

腰痛又称“腰脊痛”，临床较为常见，是指因外感、内伤或闪挫导致腰部气血运行不畅，或失于濡养，引起腰脊或脊旁部位疼痛为主要症状的一种病症。西医学的腰脊疾病、泌尿系疾病也在此范围。

【辨证】中医内科对腰痛有许多辨证分型，不外虚、实两端。实多为瘀血和寒湿，虚多为肾阴与肾阳。临床上慢性腰痛多虚实互杂。

【治疗】

1. 急性腰扭伤：多为气滞血瘀，针灸治疗，多立即见效。个人经验，取患侧手腕部穴，立掌腕部三条肌腱，在外侧两筋外缘与腕横纹交点取两穴，针尖方向相向，斜 45°刺入，得气后，活动腰部，多数立即缓解。治疗两侧腰部疼效果好，优于腰痛穴。中间腰部疼，取人中穴或额头中部，腰穴（平衡穴）。也可以点按养老穴。

2. 慢性腰痛：若腰部皮肤毛孔粗大，皮下脂肪厚，腰部发凉，多为寒湿。可用梅花针叩刺微出血，拔火罐放血，3 天 1 次，然后针刺治疗，也可艾灸。

3. 腰部酸软疼痛：多为肾虚。手三针、足三针治颈肩腰腿效果好。手三针为后溪、中渚、间谷（合谷与三间连线中点）；足三针为太冲、内庭透涌泉、足临泣。腰痛加委中和腰部穴如肾俞、关元俞、腰眼等；意守命门治神，若腿痛可加阳陵泉、环跳。

4. 腰痛、两腿活动不利：腰眼、次髎四穴加灵骨、大白（三间），也可以五气朝元后飞龙通督，再用以上针法。若腹胀、便秘者，可选足三里、上巨虚、下巨虚、天枢、大横、支沟，解决了便秘之后，再进行腰部的针刺。

【注意事项】

针刺治疗结束后，嘱患者注意保持正确的坐卧体位，劳逸适度，不可强力负重，避免腰部跌扑闪挫，每天按真气运行法让患者进行自我治神修炼。

在针刺治疗结束后，注意腰部保暖，避免劳欲太过，防止感受外邪。

【新思路】

“太阴太阳针法”，用命门穴治神，强肾固腰。

五、阳痿

本病的发生原因，多由早婚纵欲和年少误犯手淫，以致命门火衰，精气空虚；或因恐惧伤肾，均能导致阳痿。

【辨证】

阴茎萎软不能勃起或勃起不坚。常伴头晕目眩，面色㿠白，神疲，腰膝酸软，脉细弱等证，多为肾气虚。

【治疗】

以补肾气为主。取关元为治神主穴，取肾俞、命门、三阴交、足三里等为配穴，针用补法配合治神法。

【注意事项】

1. 本病多数属功能性障碍，在治疗同时对患者做好思想工作，解除顾虑和负担，非常重要。

2. 在针刺完毕后，指导患者按真气运行法配合固精按摩法进行锻炼。

3. 治疗期间应停止房事，治愈后须注意房中卫生。

【新思路】

“五气朝元”，加双肾关、双太溪，用关元治神，强肾固元。

六、遗精

遗精可分为梦遗和滑精。凡有梦而遗精的名为“梦遗”，无梦而精自滑出的为“滑精”。一般成年未婚男子，一星期左右遗精 1 次，属生理现象，不能作为病态。本病多由劳神过度，心阴亏耗，恣情纵欲，心火不得下通于肾，肾水不能上济于心，心肾不交，水亏而相火内炽，扰动精室；或因酗酒厚味，湿热下注，精关不固所致。如久遗肾气虚惫，封藏失司则成滑精。

【辨证】

梦遗每在睡梦时发生遗泄，睡眠不足，阳事易举。如久遗而又频繁者，可有头昏头晕、精神不振、耳鸣腰酸等证。滑精则不拘昼夜，动念则常有精液滑出，形体瘦弱，脉象细软，甚或出现心悸、阳痿等证。

【治疗】

以调通任督，交通心肾为主，取巨阙、命门、关元为治神主穴，取会阴、足三里、神门为配穴，针用平补平泻或补法。另外，还可在手少阴心经、足少阴肾经循行线带上或按阳性变化取穴，或按穴位全息律取穴，针用平补平泻。

【注意事项】

1. 本病多数属功能性，在治疗同时对患者认真解释，消除顾虑，使其正确对待疾病。

2. 在针刺完毕后，指导患者按真气运行法配合固精按摩法进行自我修炼。

3. 多参加体育锻炼，增强体质。

4. 注意少食肥甘厚腻及刺激性食物，不可酗酒，少看爱情方面的书刊、电影及电视。

【新思路】

“五气朝元”，加双肾关、双太溪，用关元治神，强肾固元。可配合潜龙针法。

七、眩晕

眩是眼花，晕是头晕。轻者平卧闭目片刻即安；重者如乘坐舟车，旋转起伏不定，以致站立不稳。本证可见于高血压、动脉硬化、贫血、神经官能症、耳源性疾病以及脑部肿瘤等疾病。

【辨证】

头晕旋转，两目昏黑，泛泛欲吐，甚者有像要倒地的现象，如兼见四肢乏力，面色㿠白，心悸失寐，怯冷蜷卧，脉微细者，为气血不足；如见腰酸腿软，舌红脉弦，因恼怒而发作，多为肝阳上亢；若胸痞，恶心呕吐，食欲不振，心烦，苔厚腻，脉滑者，为痰湿中阻。

【治疗】

1. 气血不足

以培补脾肾为主，针用灸法，补法配合治神法。取中脘、关元为治神主穴，取足三里、合谷、三阴交为配穴，并在脾肾两经循行部位上按阳性变化取穴或按穴位全息律取穴。

2. 肝阳上亢

参考“高血压病”篇。

3. 痰湿中阻

以和中化浊为主，取中脘为治神主穴，取丰隆、足三里、内关为配穴，并在足太阴脾经、足阳明胃经循行部位上按阳性变化点取穴。

【注意事项】

1. 在针刺治疗完毕后，每天按真气运行法让患者自我治神修炼。

2. 高血压引起的眩晕参考本章第一节中“高血压病”的注意事项。

3. 内耳性眩晕发作期间少饮水，吃淡食。

八、惊悸

惊悸是病人自觉心悸不宁，善惊易恐，坐卧不安，甚则不能自主的一种证候。每因精神刺激、惊恐或劳累而发作。

本证的治疗，包括取穴、操作方法、治神反应及注意事项参考“神经衰弱”一节。

九、不寐

不寐，即一般所谓的“失眠”，古代文献中有“不得卧”或“不得眠”等名称，是以经常不易入寐或寐不深熟为特征的一种病证。

本证的治疗，包括取穴、操作方法、治神反应及注意事项均参考“神经衰弱”一节。

十、癃闭

本病是以排尿困难，甚或小便闭塞不通为主证的疾患。癃与闭两者有轻重、缓急之分。病势缓，小便不利、点滴而下者谓之“癃”；病势急，小便不通、欲溲不下者谓之“闭”。癃闭，其病位在于膀胱，乃由气化不利导致小便不得通利。其原因是肾气受损，精血亏耗，命门火衰，以致膀胱气化功能失常，或中焦湿热不化，而移注膀胱，膀胱气机阻滞，发为癃闭；或由跌仆外伤，以及外科手术后，膀胱气机受损而致尿闭者。

本病的治疗，包括取穴、操作方法、治神反应及注意事项均参考“慢性肾小球肾炎”一病。

【注意事项】

1. 膀胱过度充盈时，下腹部穴宜浅刺、斜刺，忌深刺、直刺。

2. 如因机械性梗阻或神经损伤引起者，须明确发病原因，采取相应措施。

十一、水肿

水肿，又称“肿病”“水气”“浮肿”等，是泛指头面、眼睑、四肢、腹背，甚或全身水肿而言。发病原因，主要是三焦气化功能失常。病变涉及肺、脾、肾三脏。古代文献有关水肿的论述，包括西医学中的急、慢性肾炎，充血性心力衰竭，肝硬化以及营养障碍等疾患。

本病的治疗，包括取穴、操作方法、治神反应及注意事项均参考

“慢性肾小球肾炎”的治疗。

十二、胃痛

胃痛亦即胃脘痛，是一种临床常见的反复发作性症状。由于痛近心窝部，故有心腹痛、心痛等名称，其与《内经》论述之“真心痛”应有所区别。本症最多见于胃炎、溃疡病及胃神经官能症。

本证的治疗可参考“慢性胃炎”的治疗。

【注意事项】

1. 肝胆疾患及胰腺炎有时与胃痛相似，须注意鉴别。

2. 溃疡病出血、穿孔等重症，应及时采取措施或进行外科治疗，并且不宜用各种治神法训练，以免增加出血风险。其他注意事项同慢性胃炎。

十三、腹痛

腹痛是临床极为常见的一个症状，可伴发于多种脏腑疾患。其中泄痢、胃痛、疝气、肠痈及妇科经带病都可引起腹痛。

本证的治疗以及以上诸病的治疗，可参考“慢性胃炎”。

【注意事项】

对急腹症引起的腹痛在针刺的同时，应严密观察，必要时可行手术治疗。

十四、头痛

头痛系病人的一种自觉症状，常见于各种急、慢性疾病。因其涉及范围很广，故本篇仅叙述久痛入络、肝阳上亢、气血亏虚等因所致的头痛，如为其他疾病的兼证，则不做叙述。头痛的发生，常见于高血压、颅内肿瘤、神经机能性头痛、偏头痛、感染性发热性疾病等。

风寒侵袭，上犯络脉，失于疏散，则气血不和，经络受阻，久则络脉留瘀，每因气候骤变，或偶然感触风邪而头痛发作。肝木性喜条达，郁则气结化火而上扰清空，或因情志激动，肝胆之风阳循经上扰，均致头痛。亦有禀赋虚弱，血气素亏，髓海之精气不足，每因操劳或用脑过度而致者。

【辨证】

1. 风袭经络

发时痛势阵作，如锥如刺，痛有定处，甚则头皮肿起成块，一般无其他兼证。本病亦名“头风”。

2. 肝阳亢逆

头痛目眩，尤以头之两侧为重，心烦善怒，面赤口苦，脉弦而数，舌质红而苔黄。

3. 气血不足

痛势绵绵，头目昏重，神疲乏力，面色不华，喜暖畏冷，操劳或用脑过度则加甚，脉细弱，舌苔薄白。

【治疗】

1. 风袭经络

取印堂为治神主穴，另外按头痛部位分经取穴。巅顶部及脑后痛者，取百会、通天，并在手足太阳经、厥阴经循行线带上按阳性变化取穴，或按穴位全息律取头穴；头部前痛者，取上星、头维，并在手足阳明经循行线带上按阳性变化取穴，或按穴位全息律取头穴；头两侧痛者，取风池、头维，并在手足少阳经循行线上按阳性变化取穴，或按穴位全息律取头穴。

2. 肝阳亢逆

取行间为治神主穴，以平息亢逆之风阳，取百会、风池用泻法，并在足厥阴经、手足少阳经循行线带上按阳性变化取穴，或按穴位全息律取穴，针用泻法。

3. 气血不足

参考“眩晕·气血不足”。

【注意事项】

1. 针刺的同时，指导患者进行自我点穴、按摩锻炼。

2. 头痛如针灸治疗多次无效或头痛继续加重者，应考虑有无颅脑病变，须查明原因，及时治疗原发病。

十五、咳嗽

咳嗽为肺系疾患的主要症状，根据其发病原因，概分为外感咳嗽和内伤咳嗽两大类。外感咳嗽是由外邪侵袭而引起，内伤咳嗽则为脏腑功能失调所致。咳嗽常见于上呼吸道感染、支气管炎、支气管扩张、肺结核等疾病。

【辨证】

1. 外感

（1）风热：咳嗽咯痰色黄，身热头痛，口干咽痛，脉象浮数，舌苔薄黄。

（2）风寒：咳嗽喉痒，痰液稀薄色白，头痛发热，形寒无汗，脉浮紧，苔薄白。

2. 内伤

（1）痰湿侵肺：咳嗽黏痰，胸脘痞闷，胃纳减少，舌苔白腻，脉象濡滑。

（2）肝火烁肺：咳嗽胸胁引痛，气逆作咳，痰少而稠，面赤咽干，苔黄少津，脉象弦数。

【治疗】

外感咳嗽取手太阴、手足太阳经穴为主。常取肺俞、列缺、合谷、风池，针用泻法，配合按摩背部，患者闭气发汗以解表。内伤咳嗽的治疗参考“慢性支气管炎”。

十六、哮喘

哮喘是一种常见的反复发作性疾患，哮与喘在症状表现方面有所区分。如《医学正传》指出“喘以气息言，哮以声响言”。可见喘是指呼吸困难，哮是指喉中有哮鸣声。但两者在临床上每同时举发，其病因病机也大致相似，故合并叙述。哮喘可包括支气管哮喘、慢性喘息型支气管炎以及阻塞性肺气肿等病。

本病的治疗，包括取穴、操作方法、治神反应及注意事项均参考“慢性支气管炎”。

十七、淋证

淋证，以小便淋漓不尽或尿道涩痛、小便不畅为主要症状，以热淋（西医急性尿路感染）、石淋（尿路结石）、劳淋（前列腺增生肿大）为多见。此处主要对以上证型的针灸和中药治疗进行介绍。

【辨证】

1. 热淋（急性尿路感染）

热淋以尿痛、尿急、尿赤、尿少为主要症状，早期针刺疗效很好。

2. 劳淋（前列腺增生）

劳淋多见于50岁以上老年人，严重者小便不通，西医要手术治疗。经针灸、中药治疗，大多数可免于手术。

3. 石淋（尿路结石）

肾绞痛多以单侧腰肋少腹绞痛难忍为表现，绝大部分原因都是尿路结石堵塞引起。

【治疗】

1. 热淋（急性尿路感染）

取列缺、照海穴，极浅刺上挑，症状立即减轻；可配三阴交、阴陵泉、中极、曲骨三穴，用泻法。中药方用八正散。饮食清淡，忌辛辣刺激。

2. 劳淋（前列腺增生）

（1）针灸治疗：五气朝元加三阴交、曲骨三穴（灸）、中极（灸），脐部用葱白捣烂热敷。

（2）中药治疗：方用龙胆泻肝丸加泽兰、益母草、红花、川牛膝、皂刺、王不留行、路路通、生黄芪。连服五剂，小便通畅后济生肾气丸加减善后。

3. 石淋（尿路结石）

针刺止痛效果很好。止痛后前往医院做B超确诊，结石大于1cm的先行激光碎石，后中药排石治疗。

（1）针刺止痛法：在患侧腰部软肋少腹用针柄点压找皮肤敏感的痛点，用极浅刺上挑法针刺，大多数立即止痛或疼痛明显减轻。

（2）针灸方：三阴交、曲骨三针、中渚与中白连线中点、中极。肾俞用梅花针叩刺、放血、拔火罐（隔日1次）。10日后做B超确诊排石后，辨阴阳补肾利水善后。

（3）中药排石验方：金钱草60g，海金沙30g，鸡内金30g，石韦

20g，枳壳10g，滑石30g，冬葵子10g，车前子10g，生黄芪60g，川牛膝30g，附子3g，甘草6g。水煎服，1日1剂，连服10剂。

十八、月经病

月经病是妇女常见病，最常见的有月经不调、痛经、崩漏（功能失调性子宫出血），下面就这三个病的治疗，简要介绍一些有效的针灸配方和中药方。

1. 月经不调

【辨证】

多由妇女情绪失调，导致肝脾不和，气血不调引起；也有因气血虚、受凉、饮食辛辣生冷等原因引起，月经或多或少，或超前或推后。

【治疗】

（1）针灸治疗：气血虚或因寒者用九元气血针加大叉穴或三叉三穴，三里补气除寒，足临泣通带脉，太白温脾补气，公孙调冲脉补气血，太冲调肝脾，太溪补肾，三阴交暖宫调经，血海补血，气海调气血。情绪长期失控，导致肝气郁滞者，用四关穴或左常波龙虎升降针加大叉穴或三叉三即可调治。

以上配穴以脾经为主，肝肾为辅，佐以胃经、带脉，有很好的调气血，除宫寒作用，而调治月经不调。

（2）中药治疗：以逍遥散为主方辨证加减。月经提前多血热，加生地黄、牡丹皮、旱莲草、小蓟；月经延后多血寒，加肉桂、桂枝、吴茱萸、小茴香；量少色淡多气血虚，加枸杞子、人参、熟地黄。

2. 痛经

【辨证】

痛经主要两大原因导致：一是肝气郁滞，一是寒邪凝滞。

【治疗】

（1）针灸治疗：三叉三穴或三阴交穴，任选其一。止痛很好，可立即止痛。宫寒者用烧山火，气滞者用泻法，后期调理，用九元调经针。

（2）中药治疗：方用少腹逐瘀汤，辨证加减。

3. 崩漏

【辨证】

崩漏原因虽多，一旦发生，均属血虚，虽血虚却以止血为急要。

【治疗】

（1）针灸治疗：九元气血针去气海，加印堂（治神）、断红、隐白、地机、止血灵穴（第三骶椎棘突的高处）用灸法。血止后，九元针加合谷、升提穴（平衡针），补气血，升中气。

（2）中药治疗：方用十全大补汤或补中益气汤加阿胶、旱莲草、仙鹤草、藕节、棕榈炭等止血药。血止后进行辨证论治。

附录1 真气运行法学习方法探讨

真气运行法（以下简称真法）是我院（甘肃中医药大学）主任医师李少波根据中医理论创立的防病治病、延年益寿的有效功法。近年来，笔者在李少波主任所传的练好真法三字诀“调、凝、守”的基础上，结合《周易·艮卦》中“时止则止，时行则行，动静不失其时”的动静辩证关系，以及《道德经》“道法自然”的原则，对真法五步功的学习方法进行了探讨。经临床验证，相当多的练功者可以在短期内通督，并进入“虚明”的高级功能境界。下面将体会介绍于读者，供学习真法时参考。

一、道法自然

《道德经》中“道法自然”的含义就是养生之法要顺应规律。练真法最重要的就是要顺应自身真气运行的规律，因势利导进行修炼。练功初级阶段真气运行的规律是：在宁静虚无的状态下，真气就在丹田汇聚，沿任督、十二经脉运行，自生自化，调节机体。把这种真气产生运动的形态按动静划分，真气在丹田汇聚为相对静态，真气沿任督十二经脉的运动为相对动态。这种真气的静态和动态之间的转化，遵循着静极生动、动极复静的自然规律。其次，由于每个人性格、性别、年龄、疾病等个体差异的原因，练功时出现的反应也不尽相同。所以，学习者不仅要顺应真气运行的总规律，还必须顺应每个练功者的具体情况，因势利导进行修炼。这便是“道法自然”的内容。

二、守机

守机，就是把握真气运行动静转化之时机，因势利导进行修炼，也就是古人所说的“火候”。“药物易知，火候难传”，李少波主任所传“守机”，揭示了内功修炼之奥秘。

《周易·艮卦》中说：“时止则止，时行则行，动静不失其时。”这里的“时”就是时机，意思是随着事物静止之时机，因势利导使之静；随着事物运动之时机，因势利导使之动。练功者意念的静（意守）和动（导引）不能违背真气动静转化的时机。练真气运行法五步功的要诀在于顺应真气运行的规律，把握每步之间转化之时机。下面结合具体功法谈谈顺其自然而守机的问题。

三、道法自然与守机在真法修炼中的应用

真法是李少波主任遵循《内经》“恬淡虚无，真气从之”的理论而设置的。因此，真法的练功要旨是自始至终要克服杂念入静。大量实践证明，练功者谁入静好，谁功力增长就快。所以，无论练哪一步功，都要提醒练功者在入静上下功夫。

（一）呼气注意心窝部

1. 方法

在自然呼吸的前提下随呼气注意心窝部。呼吸要自然，不可过分延长呼气，以免引起胸闷不适。心窝部是剑突以下，中脘穴以上的范围，不必死守一点，也不管皮肤表面还是深层，只要思想能集中在这个范围，可以灵活对待，这要根据每个人不同的体会，顺其自然进行

练功，关键在于“静”。

2. 动功配合

功前功后，加练咽津功。

3. 反应

心窝部有沉重、温热、发凉或隐痛等主观感觉，功后消失或减轻。每个人感觉不尽相同，不可追求同一种感觉，要顺其自然加深入静，以顺应真气自身调节的规律。

4. 时机

心窝部的种种感觉到一定程度，在练功时就有自然向下丹田运动的趋势，这标志着第一步功完成，练第二步功的时机成熟。

5. 时间

因每个人的体质、入静程度的深浅不同，完成第一步功的时间不尽相同，总以第一步功完成的标志为准。

（二）意息相随丹田趋

1. 方法

当第一步功练到心窝部的气感自然向下丹田移动时，随其自然运动之势，随呼气用意念将气感向下丹田推进。

2. 动功配合

加练《真气运行法·五禽导引》猿式功（方法详见《增订真气运行法》）。

3. 反应

每个人具体情况不同，反应也不同。常见反应是肠鸣矢气，口水增多，经脉触动等。

4. 时机

当下丹田有了明显气感时，标志着第二步功完成，练第三步功时机成熟。

5. 时间

以第二步功完成标志为准。

（三）调息凝神守丹田

1. 方法

当第二步练到下丹田有了明显气感时，就不再注意呼气，纯任自然呼吸，只将意念守在下丹田部位。

2. 动功配合

与第二步相同。

3. 反应

在练第三步功法的过程中，肾间动气、十二经脉的根本得到强化，除下丹田有明显的气感外，全身的气感也相对增多，这是真气调通经脉的反应。要顺其自然，加深入静程度，不可因气感复生，杂念干扰入静。

4. 时机

当按第三步练到一定程度，练功时出现会阴跳动、尾闾气动的现象，这标志着真气已进入督脉，按第四步修炼的时机成熟。

5. 时间

这一步功完成的时间每个人不同，以真气进入督脉的标志为准。

（四）通督勿忘复勿助

1. 方法

当丹田真气饱满时，可同时意守下丹田和命门；丹田真气不饱满时，复练第三步。当真气沿督脉上升时不要用意念向上导引（勿助），而用意念随着气感，气动于先，意随于后，气行则任其行，气止则任其止（勿忘）。

2. 动功配合

先练五禽导引猿式三遍，再加练鹿式七遍。

3. 反应

第四步功是真气运行初级阶段的最后一步，也是气感反应达到高峰时期，这时候更要时时提醒练功者不可因变化不定的气感产生杂念，或追求，或恐惧等，要在入静上下功夫，才能使气感慢慢稳定，使功夫进入更高层次。

4. 时机

通督的反应（详见前篇）出现后，说明已经通督，即可按第五步“元神蓄力育生机”进行修炼。

5. 时间

通督的时间与丹田真气力量的强弱有关，不可急于求成，要顺其自然加深入静程度。

（五）元神蓄力育生机

元神，就是在高度入静的真气功能态下的精神意识状态，也就是恬淡虚无的精神意识状态。《内经》中说：“恬淡虚无，真气从之，精神内守，病安从来。”所以，“元神蓄力育生机”的含义是：高度入静的状态下，可以使生命的物质和动力“精气神”蓄积化合，从而孕育出旺盛的生命机能。可见，第五步功是在高度入静的状态下进行的。因此，在练第四步功时，对通督，对气感要有一个正确的认识，要知道通督是练功过程中的一个阶段，而不是最终目的。练真法气感是初级阶段的产物，通督是气感的高峰阶段，以后随着入静程度的加深，功力的增加，气感渐趋稳定平复，而自然转入胎息到虚空，进入光的境界……这就是恬淡虚无的境界。这就要求在通督阶段，千万不要被变化不定的气感所干扰而复生杂念，更不要在气感趋于稳定时，意念导引，追求气感，一心在“静”上下功夫。下面介绍的练功层次，也是通督以后，在高度入静的前提下自然出现的。“法本无法，道法自然。”只要一心静定，培育元神，就会自然出现以下四种层次的境界。

1. 因势利导运周天

（1）方法：当通督以后，即可重新按第一步功意守心窝部。当心窝部的真气在练功时自然向下丹田运动时，可因势利导将真气随呼气推进下丹田，然后再意守下丹田；当真气进入督脉时，可按第四步功使真气贯通督脉，补益髓海；当真气活跃于头部时，不要急于向下导引，静以待之，真气自然会通过印堂下行，此时，可因势利导重守心窝，如此循环不断。通常一次功中，真气可自然动静互化，运转周天数周。

（2）反应：一般来说，随着真气的旺盛，经脉的畅通，局部的反应渐趋稳定，而出现全身整体的暖、凉、大、小、轻、重等感觉。所谓暖，指练功入静时，全身如春日沐浴，温暖舒适，心情愉悦；所谓凉，指练功入静时，如漫步皎月下，心胸开阔，清爽宁静；所谓大，指练功时感觉到身躯高大无比；所谓小，指练功时感觉到形体缩小。

（3）时机：在因势利导运转周天的修炼过程中，随着入静程度的加深，有时在练功中出现呼吸极其细微缓慢的现象，此为胎息产生的征象。可因势利导寂然处之，保持此时入静之佳境，如果念头稍动，元神即化为识神，入静之佳境即受干扰而消失。

（4）时间：胎息是通督以后入静程度加深的自然反应，产生胎息的时间，每个人不同，谁入静得好，谁的胎息现象就来得快。

2. 静守胎息入虚空

（1）方法：当练功中自然产生胎息现象时，可以不再守丹田，因势利导保持入静的佳境。

（2）反应：初起出现胎息时间很短，每次出现胎息，要善于总结体会，提高悟性，为什么有时候入静好，有时候入静不好，要从自己的生活、起居、饮食、心情、练功方法、练功时间等多方面去找原因，总结规律，加深入静程度，出现胎息的次数就增多，时间也会增长。随每次功中胎息时间的增长，就会在练功时出现感到自身虚空不存在的现象，初起是局部的虚空感，功力增加后就会出现整个身体不存在的感觉，进入“物我两忘”的境界。

（3）时机：按胎息法修炼，进入“物我两忘”的虚空境界后，就可顺其自然，定守虚空。

（4）时间：以进入虚空境界为准。

3. 打破虚空现光明

（1）方法：当练功中出现“物我两忘”的虚空境界，就因势利导，用元神保持虚空，不可复求丹田，破坏高度入静的佳境。

（2）反应：随着虚空境界的稳定，此时，一般的慢性病可能被治愈，但不要常使用，一心静定，直指上乘。

（3）时机：当练功中出现印堂有明光闪现时，说明功力已进入一个新的层次，初起明光闪现，一晃而过不稳定；随着静定纯熟，丹光自然稳定，就可于光明境中进行修炼。

4. 祥光深处觅真身

（1）方法：在每次练功中印堂显现的明光稳定时，可将元神定守于明光中心，明光之中会凸现出明光，继续定守明光中心，继续凸现明光，如此反复进行下去。或者，当印堂明光显现时，用元神将明光送入下丹田，在下丹田定守明光中心；或者，将明点定守于尾闾、夹脊、玉枕等位置。

（2）反应：光是内功修炼的较高层次。在修炼光的初期阶段，由于心念不纯净，明光易于幻化，或化为山水、树木、花草，或化为古佛道士，或现坛城楼阁，种种幻景，随心念变化，干扰静定，总要见如不见，一心静定，守住明光，幻景就会消除，而现赤、白、绿、蓝、黄、紫等祥光，古人称“五气朝元”，其实是五脏元气的反映。一心定守于祥光中心，功力到达一定程度，光中会有自身的形象显现出来，道家叫“赤子”，佛家叫“法身”，其实质是自身生命信息高度集中的反应。

（3）时机：光的修炼是真法修炼的高层次，属性功范围，许多内功功法到此而合为一。功力愈深，层次愈高，越讲究“悟”性，越讲修德，在修德中提高悟性，彻悟修炼之真谛。

（4）时间：真法高层次修光的方法有很多种，以上笔者介绍的仅是内丹术中的一种修光方法，也就是内丹术中“十月养胎”的过程。在此层次，有的修炼者加存想法增强想象力，即所谓的“念力”，这有待于读者自己去探讨。而内丹术认为功能是功力加深的自然结果，主张“慧而不用慧更生”。

（六）头面五官按摩收功法

1. 脸部按摩法

两手摩擦至温热，右手掌从额头往右颊、下颌，摩擦十八次；左手掌从额头往左颊、下颌，摩擦十八次。

2. 鼻部按摩法

两手握拳，以大拇指大鱼际贴在鼻侧，上下摩擦十八次。

3. 口腔敲打法

用一只手的四个指尖轻敲口部四周九次，敲的力量要轻，感觉舒服就够了。

4. 眼睛运动法

闭眼，摩擦双手产生温热，轻轻地贴在两眼之上，保持这种状态，眼球上下左右各转动三次。

5. 耳朵功法

食指和中指夹住耳朵，上下摩擦，上下来回为一次，重复十八次。然后双手食指插入耳孔，以感到舒服的力量压入。压二三秒，同时快速拔出两指，重复三次，然后做传统鸣天鼓。

做完以上头面五官按摩后，即起身直立，两足后跟抬起，然后放松下落震动身体七次收功。

附录 2 飞龙针法的渊源

飞龙针法是无极针法中治神的核心针法，是笔者根据河图、洛书的原理及《内经》的理论创立的，是通过针刺穴位，启动肾间动气，调理任督，促进精气神转化，培育元气，调节阴阳，疏导十二经脉，从而达到治病养生的目的。

“龙”喻先天坎水中真阳，肾藏先天元阳之气，生命之原始动力，或言脐下肾间动气，命门真火。“飞龙”者，喻启动先天元阳之气，沿督脉波动上行至巅顶，沿任脉下行潜关元。飞龙针法是针灸通任督的周天针法，几千年来一直在道家秘密相传，民间传闻的雷火神针，就是道家通周天的针法。

1987 年，笔者从甘肃中医学院（现甘肃中医药大学）毕业后留针灸系任教，拜真气运行大师李少波为师，研究推广真气运行法。恩师传授道家内丹修炼心法《大成捷要》一书，笔者聆听恩师教导，细读《内经》，在修炼与学习中，悟得了《内经》针刺治神法，证之临床取得了意想不到的效果。

恩师真气运行法与道家通周天都是通过个人修炼，一般需一个月至三个月不等，于是笔者便萌生了研究用针灸通周天的想法。于是，最早是把针灸与真气运行五步功相结合，大大加快了通周天时间，有些患者甚至快者一天，慢者两三天，即能完成恩师五步功真气通周天。那时，笔者年轻功力强，多用内功运针通周天。

后来，无意间看见道家雷火神针，启动元气用手法通周天，慢慢琢磨研究体验，并加以验证，有时成功，有时失败，细思其中缘由，回想自己练功与指导患者练功的体会，失败者多是由老年体弱体寒，肾阳肾气虚寒者。于是，结合传统八脉交会穴，以河图、洛书，先后天八卦之理为指导，参考各家针法，在培育先天元阳之气上做文章，创立了“五气朝元”“九元气血针”“混元一气针”等一系列培育元气的针法。当丹田饱满或温暖，腰部发热时，再施手法通任督，有不少人甚至在一个小时内便可成功。

于是，飞龙针法问世了。

我再重复一遍：无极针法特色针法——飞龙针法，用针法完成任督周天循环，说出来容易被针灸医生怀疑或否定，也容易被一部分受武侠小说影响的人曲解。但这是古代先圣们的智慧，又不得不说。其实，这是针刺治神过程中的气化反应而已，几千年前掌握在极少数道家修炼者手中。既没有像武侠小说描述的那般神奇，又不能包治百病。但确实能颠覆人们对针刺效果的认识。若应用恰当，对于有些疾病确实可以达到《内经》所描述的“效之信，若微风吹云，明乎见于苍天”的效果。